Rauch

Die F. X. Mayr-Kur

Die F. X. Mayr-Kur

... und danach gesünder leben:

Darmreinigung, Entschlackung, gesündere Ernährung

Von Medizinalrat Dr. Erich Rauch

Mit 20 Abbildungen und 6 Tabellen

3., verbesserte Auflage

HAUG

Karl F. Haug Verlag · Heidelberg

Die Deutsche Bibliothek – CIP-Einheitsaufnahme

Rauch, Erich:
Die *F. X. Mayr*-Kur ... und danach gesünder leben : Darmreinigung, Entschlackung, gesündere Ernährung ; mit 6 Tabellen / von Erich Rauch. – 3., verb. Aufl. – Heidelberg : Haug, 1996
(Ernährung und Diätetik)
ISBN 3-7760-1611-6

3. Auflage 1996

Titel-Nr. 2611 · ISBN 3-7760-1611-6

Umschlagfoto: teamfoto, 75031 Eppingen
Umschlaggestaltung: Inside out, 69118 Heidelberg
Gesamtherstellung: Progressdruck GmbH, 67346 Speyer

Inhalt

3. Teil: Gesundheitspflege – Selbsthilfemaßnahmen

Einleitung

„Der chronische Verdauungsschaden ist es nachweisbar, der den Menschen krank, vorzeitig alt und häßlich macht.“

F. X. Mayr

Im Jahre 1957 erschien erstmals die Schrift „Die Darmreinigung nach *F. X. Mayr*“. Sie hat sich bis heute zur praktischen Einführung in die *Mayr*-Kur bewährt und dazu beigetragen, daß die Zahl der überzeugten und begeisterten Anhänger der *Mayr*-Methode ständig zunimmt. Gleichzeitig wächst aber auch die Zahl derer, die mit schwersten Leiden, die bislang allen Therapien getrotzt haben, die *Mayr*-Kur als „letzten Strohhalm“ ergreifen wollen.

Dazu sei festgehalten, daß die klinische Medizin in Form der Intensiv-, Akut- und Notfallmedizin bei vielen Schwerkranken durch nichts, auch durch *Mayr*-Kuren nicht, ersetzt werden kann.

Die *Mayr*-Methode besitzt hingegen auf dem Gebiet der *aktiven Vorsorgemedizin* absolute Überlegenheit. Vorbeugen ist bekanntlich unendlich besser und billiger als heilen. Hier findet sich der erste Aufgabenbereich der *Mayr*-Kur. Der zweite findet sich in den vielen *Befindensstörungen* des *„Halbgesunden“* oder *„Halbkranken“,* und der dritte in den *chronischen Krankheiten* und *Zivilisationsleiden,* die Zusammenhänge mit Ernährungs-Verdauungs-Stoffwechselschäden aufweisen. Solche Schäden werden bei den meisten Bürgern durch die heute vorwiegend übliche ungesunde Küche verursacht, besonders durch die übersäuernde Fleisch-Fett-Zucker-Weißmehl-Salz-Alkohol-Kost, und vor allem durch die unzureichende Verstoffwechselung der Nahrung im Verdauungsapparat.

Wenn man heute der üblichen offiziellen Medizin oft den Vorwurf macht, sie ziele bei der Behandlung chronischer Leiden nicht auf die Behebung der Ursachen, sondern nur auf die Bekämpfung der Symptome, noch dazu oft mit sehr problematischen Mitteln, so trifft dieser Vorwurf auf die *Mayr*-Methode nicht zu. Denn diese zielt auf die Verbesserung des Ernährungs-Verdauungs-Stoffwechselzustandes, der beim heutigen Wohlstandsbürger fast allgemein verbreitet mangelhaft ist. Es ist das historische Verdienst Dr. *F. X. Mayr*s erkannt zu haben:

Der chronische Verdauungs-Stoffwechselschaden des heutigen Menschen ist der Zivilisationsschaden Nr. 1!

Er untergräbt die Grundgesundheit und fördert die Entstehung der meisten Zivilisationsleiden. Mit der *Mayr*-Therapie lassen sich auch nur deshalb so viele körperliche und seelische Störungen und Krankheiten erfolgreich behandeln, weil diese Therapie die oft versteckten *tieferen* Ursachen oder Mitursachen so vieler Leiden bekämpft. Je schlechter der Zustand eines Menschen aber ist und je länger seine Störungen schon bestehen, desto notwendiger ist die Einsicht, daß eine Kur von wenigen Wochen Dauer nicht immer ausreichen kann.

Die *Mayr*-Kur wird sich daher nur bei jenen als lang anhaltende Intensivtherapie auswirken, die sie nicht als kurze, rasch vorübergehende Episode verstehen, sondern als Einstieg in eine grundlegend gesündere Ernährungs- und Lebensweise.

Und dieser Einstieg gelingt um so leichter, je besser man über die engen Zusammenhänge zwischen seiner Ernährungsweise, seiner Verdauung und seiner Gesundheit informiert ist.

Gesundheit ist ein Geschenk, das man sich selber machen muß.

Im Gegensatz dazu macht ein großer Teil aller Bürger sich selber krank und verhindert seine Wiederherstellung durch Fehler aus Nachlässigkeit, aus Unkenntnis oder falscher Information.

Die aus der *Mayr*-Methode gewonnenen Erkenntnisse haben sich längst für Unzählige als außerordentlich segensreich erwiesen. Sie sind in dieser Schrift aus neuester Sicht dargestellt, um als Grundlage, Information und Motivation für das bestmögliche Gelingen der *Mayr*-Kur und einer anschließenden aktiven Gesundheitspflege zu wirken.

1. Teil

Die Verdauungsschwäche – das Zivilisationsleiden Nr. 1

Was schon die Alten wußten

„Wer in der Heilkunde das Vergangene nicht ehrt und immer nur nach Neuem sucht, der täuscht sich selbst und die anderen."

Hippokrates

Der „Vater der Medizin", *Hippokrates* (Abb. 1), dessen überragende Weisheit wir auch heute noch bewundern, hat als Summe seiner Gesundheitslehren zwei Hauptregeln aufgestellt:

- Der Mensch soll sich nicht übersättigen; und
- er soll sich nicht übermüden.

Hippokrates lehrte weiter:

„Wer stark, gesund und jung bleiben will, sei mäßig, übe den Körper, atme reine Luft und heile sein Weh eher durch Fasten als durch Medikamente."

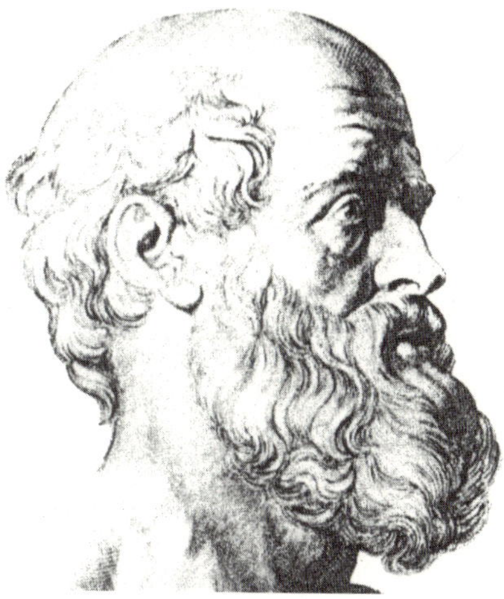

Abb. 1
Hippokrates (460–370 v. Chr.)

Ein anderer Großer, ein glänzender Vertreter der Blütezeit der spätantiken Heilkunde war *Maimonides* (1135–1204), Leibarzt des ägyptischen Sultans *Al Aftal.* Er beschrieb als erster die drei klassischen Aufgaben der Heilkunde:

- Beratung der Gesunden,
- Betreuung der Halbgesunden,
- Behandlung der Kranken.

Die Behandlung habe durch *Diät* zu erfolgen. Falls Diät nicht ausreichen sollte, sind medikamentös wirkende Lebensmittel zu wählen und erst als letzte Maßnahme Medikamente.

In seinen Regeln gesunder Lebensführung lehrt *Maimonides* [1]:

- Überreichliche Mahlzeiten wirken auf jeden Körper wie Gifte und sind *Hauptursachen für alle Krankheiten.*
- Der Weise ißt nicht alles, was der Gaumen begehrt, wie der Hund oder Esel.
- Meist genügt die Hälfte bis Dreiviertel der üblichen Nahrungsmenge.
- Man esse auf keinen Fall bis der Bauch voll ist, sondern etwa ein Viertel weniger als bis zur völligen Sättigung:

> „Man ziehe seine Hände vom Essen, solange noch Appetit vorhanden ist!“

Die Zusammenfassung seiner Lebensregeln heißt:

> „Solange der Mensch Gymnastik betreibt, körperlich viel arbeitet, nicht ganz satt ist und leichten Stuhlgang hat, stellt sich keine Krankheit ein.“

Diese und ähnliche Richtlinien finden sich im Laufe der Jahrtausende zu allen Zeiten und in allen Ländern mit Hochkultur, vom Fernen und Nahen Osten (China, Japan, Indien, Ägypten, Arabien usw.) bis zum

Westen. Sie haben bis heute nichts von ihrer Aktualität verloren. Leider übernimmt keine Zeit die überzeitlichen Weisheitslehren früherer Epochen. Und dies schon gar nicht, wenn solche Lehren dem Verlangen nach ungestörtem Genießen, falscher Lebensweise und sorglosem Umgang mit der eigenen Gesundheit entgegentreten. Der Rat, der Mensch sollte als geistiges Wesen mehr Eigenverantwortung für sein Leben entwickeln und bewußt, aktiv seine Gesundheit ständig neu erwerben, findet selten offene Ohren. Meist wird er als Störung bei liebgewordenen Gewohnheiten empfunden, abgelehnt oder verspottet.*

So muß jede Zeit alte Weisheiten für sich neu entdecken und neue, dem jeweiligen Zeitgeist entsprechende Formen finden.

Der Entdecker unserer Zeit, der Arzt und Forscher Dr. *F. X. Mayr* (1875–1965), kam im Laufe seiner über 50 Jahre währenden Forschungstätigkeit zu grundsätzlich gleichen Ergebnissen, unabhängig von den Ärzten vor ihm. Darüber hinaus gelang es ihm als erstem in der Geschichte der Medizin, die Wahrheit der alten Lehren mit einer eigenen Diagnostik wissenschaftlich zu untermauern [2, 3, 4, 5].

---

* Ernährungsbedingte Krankheiten als Folge der „Schlarafferei" der Bundesbürger kosten das deutsche Gesundheitswesen jährlich 42 Milliarden Mark. (Med. Tribune Nr. 42, X. 88, Wiesbaden). Damit wurde nur der kleine Teil jener Krankheiten erfaßt, der vordergründig mit Fehlernährung zusammenhängt. Der Anteil an Leiden, die hintergründig damit zusammenhängen, ist um ein Vielfaches größer. 8,5 Millionen Bundesbürger klagen über Übergewicht, 16,5 Millionen über Bluthochdruck oder Herz-Kreislauf-Beschwerden, 10 Millionen über Verstopfung, 1,8 Millionen über Gicht, 3,7 über Zuckerkrankheit oder ihre Vorstufen, 6–12 Millionen über gestörten Fettstoffwechsel und andere ernährungsabhängige Leiden!

Die Vorfeld- und Gesundheitsdiagnostik nach *F. X. Mayr*

„Wir werden die wahre Gesundheit nur entdecken, wenn wir uns von der Menge trennen. Denn die Masse steht im Gegensatz zur rechten Vernunft und verteidigt ihre eigenen Übel und Leiden. Laßt uns fragen: Was ist das Beste? Und nicht, was ist das Übliche?!"

Lucius Annaeus Seneca (55 v.–41 n. Chr.)

Es besteht ein Unterschied zwischen der bestmöglichen Gesundheit, also der *„Vollgesundheit"*, und der mehr oder minder beeinträchtigten zivilisationsbedingten *Durchschnittsgesundheit*. Während die heute übliche Durchschnittsgesundheit meist nur mehr eine Halb- oder Scheingesundheit darstellt, ist die Vollgesundheit der erstrebenswerte Idealzustand, an dem es in gesundheitlicher Hinsicht nichts zu verbessern gibt. Im klassischen Altertum galt die Vollgesundheit allein als Gesundheit. Dies ist verständlich, da die Heilkunde damals, und danach noch durch zwei Jahrtausende vorwiegend eine Lehre der Gesunderhaltung war – im Gegensatz zu heute, wo sie zu einem bloßen System der Krankenversorgung und -versicherung abgebaut wurde. Die Richtlinien der früheren, alle Lebensbereiche umfassenden Ordnungs- und Gesundheitslehre, der sogenannten Diaita, sind auch heute noch zu wesentlichen Teilen vorbildgebend (siehe Tab. 1, S. 17). Damals war jeder strebsame Mensch bemüht, möglichst gesundheitsbewußt zu leben, sich diszipliniert zu ernähren, zeitweilig zu fasten, tugendhafte Leibesertüchtigung zu betreiben und sich durch geistig-religiöse Bemühungen mit der Sinnhaftigkeit des Lebens auseinanderzusetzen. Das Ziel war eine möglichst hochwertige Lebens- und Gesundheitskultur auf allen Ebenen. Die lebensecht dargestellten antiken Statuen geben ein anschauliches Zeugnis dafür (siehe Abb. 2, 3). Sie zeigen auch Kennzeichen der Vollgesundheit nach *Mayr*.

Die heute vorherrschende Auffassung über Gesundheit ist von diesem Optimalbild weit entfernt. Die umfassende Diaita wurde zur bloßen Diät degradiert, und unter Gesundheit versteht man nicht mehr das Vorhandensein *positiver* Kriterien, hochwertiger Funktionen usw., sondern nur mehr das Fehlen *negativer* Symptome, krankhafter Befunde, abnormer Laborwerte. Gesundheit gilt als Zustand des Nicht-Krank-Seins.

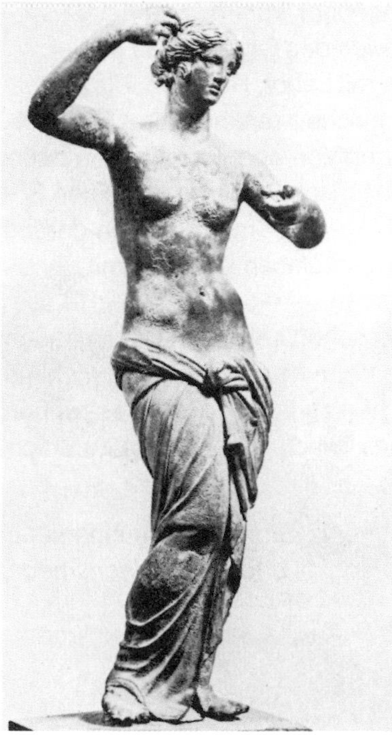

Abb. 2
Venus von Nocera (Museum Neapel)
Vollgesunder Körperbau

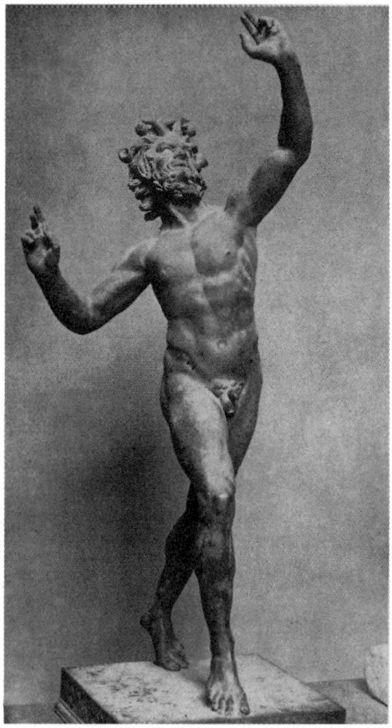

Abb. 3
Tanzender Faun (Museum Neapel)
Vollgesunder Körperbau

Im Gegensatz dazu ist die Diagnostik nach *Mayr* auf dem Begriff der Vollgesundheit aufgebaut [6]. *Mayr* hat sein Leben lang nach ihr geforscht, hat die diagnostisch erfaßbaren Kriterien der wirklichen Gesundheit des menschlichen Körpers gesucht und dabei gefunden:

- Kennzeichen des optimal gesunden Bauches und seiner Organe,
- Kennzeichen der optimal gesunden Körperhaltung,
- Kennzeichen der optimal gesunden Körpersäfte (humoraldiagnostische Zeichen aus dem Gewebezustand) [6, 7].

Diese meß- und überprüfbaren Zeichen lassen erkennen:

- Die Mehrzahl der nichtkranken Personen befindet sich heute im Zustand der *Halb-* oder *Scheingesundheit*.

- Die Halbgesundheit geht mit beginnender *Verschlackung, Säurebelastung* oder sonstigen *Frühschäden* des Organismus einher.
- Die übliche medizinische Diagnostik mit Labor, Röntgen, Ultraschall usw. ist zwar in der Lage, viele organische Krankheitsprozesse aufzudecken, vermag es aber nicht, deren Vor- oder Frühphasen zu erkennen. Daher halten sich so viele Menschen mit unauffälligen Befunden für „verbrieft und versiegelt" kerngesund und leiten daraus die Berechtigung ab, weiterhin einen sorglosen Umgang mit der eigenen Gesundheit fortsetzen zu können.
- Die *Mayr*-Diagnostik weist hingegen schon bei vielen Frühschäden meßbare Abweichungen nach, und vermittelt dadurch die wichtige *Motivation,* nicht mehr alles beim alten zu lassen bis Katastrophen eintreten, sondern aktiv Förderliches für die Gesundheit zu unternehmen.

Mit seiner Diagnostik schuf *F. X. Mayr* eine Grundlage für eine neue Form der Heilkunde, für eine *aktive Vorsorge- und Gesundheitsmedizin.*

Tab. 1

Diaita der alten Ärzte

Diaita, wörtlich Ordnung, ist die aus dem klassischen Altertum stammende Lehre zur Pflege, Erhaltung und Wiederherstellung der Gesundheit. Als Richtlinien der Lebensordnung dienten die

Regimina Sanitatis
(Gesundheitsregime)

1. **Aer** (Luft): Sorge für reine Luft (Smog!) und ausreichende Frischluft (Sauerstoff!), saubere Umwelt, richtiges Atmen, Luft, Licht und Wasseranwendungen, Hygiene aller Lebensbereiche.
2. **Cibus et potus** (Speise und Trank): Maßvolle gesunde Ernährungsweise, reichliche Zufuhr bekömmlicher Flüssigkeiten, Einhaltung von Fastenregeln, Meiden ungesunder Nahrungs-, Genuß- und Suchtmittel, gesunde Ernährung.
3. **Motus et quies** (Aktivität und Passivität): Ausgewogenes Gleichgewicht von Bewegung und Ruhe; von Arbeit und Feierabend; Streß und Muße, Leistung, auch Körpertraining, Gymnastik, Fiterhaltung und Erholung.
4. **Somnus et vigilia** (Schlafen und Wachen): Gesunder Rhythmus im Wachen und Schlafen, auch Beischlafen, Erhaltung der äußeren und inneren Ruhe, auch Meditation, Schutz gegen Lärm, Überforderung, Exzesse, Süchte und andere krankmachende Faktoren; allgemeine Bewahrung vor Schäden.
5. **Excreta et Secreta** (Ausscheidung und Sekretion): Stoffwechselpflege, Reinhaltung der Körpersäfte, ausreichende geregelte Ausscheidungen von Stuhl, Harn, Schweiß, Menses.
6. **Affectus animi** (Psychohygiene): Pflege eines kultivierten Lebensstils, positiver seelisch-geistiger Aufbau, Philosophie, Sinngebung des Lebens, Religiosität, innerliche Lebenskultur.

Über Alterungsvorgänge

„Lange leben wollen alle, aber alt werden will keiner."
Johann Nestroy (1801–1862)

Bei der Zustandsbeurteilung des Menschen spielt sein Lebensalter und der Grad seiner altersbedingten Veränderungen eine große Rolle. Zahlreiche Abnützungs-, Abbau- und Ablagerungsprozesse setzen bei den meisten Personen viel früher ein, als sie annehmen. Schon bei Schulkindern finden sich heute häufig überhöhte Blutfettwerte* und bei 20jährigen sind Cholesterin- bis Kalkablagerungen in Herzkranz- und Gehirngefäßen keine Seltenheit. Auch die Atemkapazität nimmt beim Jugendlichen meist nur bis zum 20. Lebensjahr zu, um danach von Jahr zu Jahr abzunehmen [8]. Daher gehört etwa ein Fußballer mit 30 Jahren, dem zunehmend rascher „die Luft ausgeht", schon bald zum „alten Eisen", und die Resultate anderer Leistungssportler sinken danach immer deutlicher ab. Zwischen den späteren 30er und 40er Jahren setzt statistisch nachgewiesen die regelrechte Alterung der Atemfunktionen ein, so daß Männer mit 60 Jahren im Schnitt schon eine schwächere Atemfunktion aufweisen als 9jährige Kinder [8]!

Diese und andere Veränderungen decken auf, wie sich der unbekümmert dahinlebende „Durchschnittsgesunde" nahezu automatisch immer mehr von seiner gesundheitlichen Bestform entfernt.

Die Vorgänge in den Körperzellen zeigen das entsprechende Bild. Die verbreitete Auffassung, unser Körper erneuere sich alle sieben Jahre, ist falsch. Die Lebensdauer der allermeisten der 50 Billionen (!) Körperzellen des Organismus sowie ihrer Teilstrukturen, ist wesentlich kürzer (siehe Tabelle 2). „In längstens 100 Tagen, ja in 50 Tagen sind sie mindest einmal, meistens mehrmals, abgebaut, aufgebaut, wieder abgebaut, zerlegt, entgiftet und ausgeschieden. Nach wenigen Tagen und Wochen ist alles ausgetauscht, alles was Zelle ist oder Teilstruktur einer Zelle, alles was lebt in unserem Körper, was einen Kern hat, was

---

* 77,5 Prozent von 236 untersuchten Schülern wiesen Blutfettwerte über dem empfohlenen Grenzwert von 160 mg/dl Blut auf. (Medical Tribune Österr., Nr. 40 vom 6. 10. 89).

Tab. 2

Lebensdauer einiger Körperzellarten	
Rote Blutkörperchen	bis 100 Tage
Weiße Blutkörperchen (neutrophile Granulozyten)	1½ Tage
Magenschleimhautzellen	3–6 Tage
Leberzellen	10–20 Tage
Nierenzellen	10–20 Tage
Dickdarmschleimhautzellen	3–8 Tage
Gebärmutterschleimhautzellen	5–6 Tage

Sauerstoff atmet, alles was agiert, reagiert und produziert ... Ein ständiges Sterben und Neuwerden in unserem Körper" (*Pirlet* [9]).

So ist fast alles ständig im Fluß.

Entscheidend ist nur, ob die unentwegt millionenfach ablaufenden Aufbau-, Reparations- und Erneuerungsprozesse Balance halten mit den gleichzeitig stattfindenden Abbau-, Degenerations- und Alterungsvorgängen.

Schematisch sagt man vom Gesunden, ein Viertel seiner Körperzellen sei jung und im Heranwachsen, zwei Viertel seien voll leistungsfähig, und das letzte Viertel sei verbraucht und im Absterben. Bei Krankheit und Alterung stellt sich ein Ungleichgewicht in diesem Verhältnis ein. Der kränkelnde und alternde Anteil nimmt überhand.

Die Weichenstellung zwischen dem relativen Gesund- und Jungbleiben oder dem Kränker- und Älterwerden vollzieht sich somit tagtäglich, ja sogar ununterbrochen in uns.

Die Entscheidung darüber hängt – abgesehen von der erbbedingten Konstitution – *von unserer Ernährungs- und Lebensweise ab.* Daher besteht so oft ein enormer Unterschied zwischen dem Kalenderalter und dem biologischen Alter. Das Geburtsdatum muß durch lange Zeit keine wesentliche Rolle spielen. Es gibt erschreckend viele junge Greise, aber auch viele alte Junggebliebene.

Fast jeder Leistungsknick, jedes Nachlassen der Gehirnfunktionen, Konzentrationsmängel, Vergeßlichkeit, Alterungsvorgänge an Haut, Haaren, Nägeln, Bindegewebe, Augen usw., gehen mit Schlackenbelastung der befallenen Gewebe einher. Daher führt auch jede Ausscheidung von Schlacken zu einer Gewebeverjüngung, und deshalb läßt sich auch ein beachtlicher Teil der Alterungs- und Degenerationsprozesse oft durch lange Zeit hintanhalten oder am Entstehen verhindern. Wichtig sind: *Mäßigkeit im Essen und Trinken,* Freude an *körperlicher Bewegung* und ein reges *geistiges Interesse. Bernat Baruch,* Berater mehrerer amerikanischer Präsidenten, der bis ins höchste Alter geistig voll aktiv blieb, erklärte: „Wie alt ich auch bin, für mich beginnt das Alter immer 15 Jahre später [10]!"

Zell-regenerativ und gewebeverjüngend wirken Entschlackungskuren. Wer Laborwerte „lesen" kann und einige Tausende von Befunden gesehen hat, wird immer wieder staunen, was sich durch sie noch verbessern läßt (siehe später).

„Wir leben, solange es Gott bestimmt hat.
Aber es ist ein großer Unterschied,
ob wir jämmerlich, wie arme Hunde leben,
oder wohl und frisch, – und darauf vermag
ein guter Arzt viel."

Goethe

Enteropathie als Grundübel des Zivilisationsmenschen

„Der Darm ist der Vater aller Trübsal."
Arabisch

Nach Dr. *Mayrs* Forschungen besteht das erste Kennzeichen der Gesundheitsminderung des Zivilisationsmenschen in einer Leistungsschwäche der Verdauungsorgane. Diese Störung bezeichnen wir heute als „Enteropathie nach *Mayr*". Sie kann schon seit Generationen bestehen, sie kann auch erworben sein und wird meist noch verschlimmert durch die allgemein übliche Überfütterung und sonstige Fehlernährung (Süßigkeiten usw.) von frühester Kindheit an. *Mayr* bezeichnete diese Verdauungsschwäche als das *„verbreitetste, verhängnisvollste und dennoch unbekannteste Übel* [3]."

Aus gutem Grund sollte sich jeder moderne Mensch die Frage stellen:

- *Bin ich wirklich verdauungsgesund?*

Unter „wirklich verdauungsgesund" ist allerdings mehr zu verstehen, als das tägliche Ausscheiden von Stuhl. Zum Verdauen gehört auch das richtige Aufschließen der aufgenommenen Nahrung und das Umwandeln in Körpersubstanz, Kraft und Energie. *Mangelhafte Verdauung* kann sich zeigen an Beschwerden der Verdauungsorgane von der Mundhöhle (z.B. des Zahnfleisches – die Verdauung beginnt im Munde!) bis zum After (z.B. Hämorrhoiden). Auch Magen-, Darm-, Leber-, Gallen- und Bauchspeicheldrüsenstörungen gehören dazu wie übler Mundgeruch, Luftaufstoßen, Sodbrennen, Völlegefühl, Magendrücken, Appetitlosigkeit, Heißhunger, Blähungen, aufgetriebener Leib, Schwäche- und Müdigkeitszustände nach dem Essen, Stuhlverstopfung, Durchfall und andere Abweichungen der Stuhlbeschaffenheit.

Der Stuhl des Gesunden wird ohne Hilfsmittel, auch ohne Leinsamen, Weizenkleie, Milchzucker usw. alltäglich leicht und schnell abgesetzt, ohne mühsame oder lange „Sitzungen". Er ist wurstförmig und infolge eines Schleimüberzuges an der Oberfläche so glatt, daß er beim

Entleeren den After nicht beschmutzt. Daher ist Toilettenpapier kaum erforderlich. Je mehr man davon zur Säuberung benötigt, desto abnormer ist die Stuhlbeschaffenheit durch Zersetzungsvorgänge im Darm. Daher sagte Dr. *Mayr:*

„Das Toilettenpapier ist das Reagenzpapier des Darms!"

Der Stuhl des Gesunden weist nur einen geringen charakteristischen Geruch auf. Es ist kein Geheimnis, daß nur zeitgerecht entleerter Stuhl geruchsarm ist, während jede Verzögerung zu intensiver bis fast unerträglicher Geruchsbelästigung führen kann. Der Nachfolgende kann die Toilette kaum betreten. *Säuerlicher* Geruch spricht für Darm*gärung,* auffallend *übler* Geruch für Darm*fäulnis.*

Bei jeder chronischen Verdauungsschwäche (Enteropathie) besteht eine Veränderung der Bauchform.

Solche veränderte Bauchformen lassen sich meist ziemlich weitgehend zurückbilden. Daher bietet die Kenntnis über eigene Abweichungen eine gute Motivation für Gegenmaßnahmen.

Schon *Paracelsus* (1494–1541), der größte Arzt der beginnenden Neuzeit, hat geraten:

„Wie es der Hund in der Nase hat, so sollt ihr es in den Augen haben, und die Formveränderungen des Leibes durch die (abnorme) Anatomie erkennen."

Die Bauchformen nach *F. X. Mayr*

„Der Bauch ist der Mittelpunkt des Lebens. Hundert Krankheiten haben dort ihre Wurzeln."

Chinesisch

Im gesunden Körper weisen alle Organe bestimmte Normgrößen auf. Abweichungen von diesen Normen sind Krankheitszeichen, wie die

Vergrößerung des Herzens, der Leber, der Schilddrüse, Gebärmutter usw. Im Magen-Darmtrakt zeigen sich die ersten Krankheitszeichen als Größenveränderungen im Kaliber des Magen-Darm-Schlauches, das sowohl *Verengungen* (Verkrampfungen), wie *Erweiterungen* (Erschlaffungen) aufweisen kann. Wenn solche Kaliberveränderungen größere Teile des Verdauungsschlauches erfassen, dann übertragen sie sich entsprechend auf Größe und Form des ganzen Bauches:

- Ein vorwiegend verengt-verkrampfter Magen-Darm-Trakt bewirkt einen „Hohlbauch“, d. h. einen verkleinerten, eingezogenen und harten Bauch (*Kahnbauch nach Mayr,* Abb. 4, Nr. 2, S. 24). Er weist auf einen schon stärker geschädigten entzündeten Dünndarm hin.

Ist der Magen-Darm-Trakt jedoch vorwiegend erschlafft und erweitert, so verursacht er durch sein vermehrtes Volumen einen entsprechend vergrößerten Bauch. Dabei unterscheiden wir folgende *vergrößerte Bauchformen nach Dr. Mayr:*

1. **Der Gasbauch:** Hier sind die erweiterten Darmschlingen vorwiegend mit Darmgasen gefüllt. Da Gas leichter ist als Luft, zeigt sich beim Stehen zunächst eine mäßige Vorwölbung *oberhalb* des Nabels. Bei stärkerer Erschlaffung und Gasfüllung wird der ganze Bauch immer mehr ausgebuchtet bis zum ballon- oder kugelförmigen Gasbauch (Abb. 4, Nr. 3 u. 4, S. 24).

2. **Der schlaffe Kotbauch:** Hier befinden sich in den erschlafften Gedärmen vorwiegend Speisereste und Fäkalstoffe. Da sie schwerer sind als Luft, drängen sie beim Stehen nach unten. Dadurch wird der Bauch *unterhalb* des Nabels vorgewölbt, oft bis zur sackförmigen Ausbuchtung (Abb. 4, Nr. 5, S. 24).

3. **Der entzündliche Kotbauch („Spitzbauch“):** Er entsteht aus dem schlaffen Kotbauch, wenn sich dort schon seit längerer Zeit Kotrückstände abgelagert haben, die schließlich durch giftige Zersetzung die Darmschleimhaut reizen und entzünden. Eine solche Entzündung führt zu einer Selbstschutzmaßnahme der befallenen Gedärme. Sie ziehen sich (etwa wie ein Igel in der Abwehrstellung) eng zusammen und bewirken so einen harten druckschmerzhaften und um die Nabelgegend spitz vorragenden Bauch (Abb. 4, Nr. 6, S. 24; Abb. 5b, S. 25 und Abb. 7, S. 26).

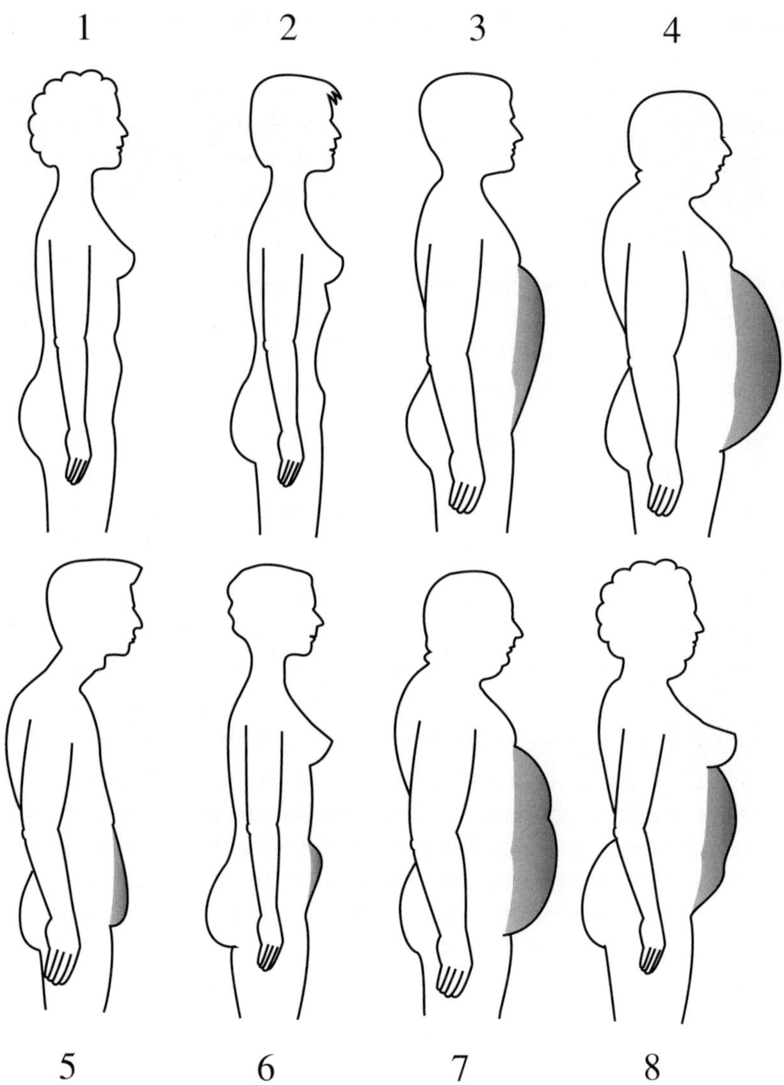

Abb. 4
Bauchformen nach Dr. *Mayr*

1 Normalbauch
2 Entzündlicher Kahnbauch
3 Eiförmiger Gasbauch
4 Kugelförmiger Gasbauch
5 Schlaffer Kotbauch
6 Entzündlicher Kotbauch
7 Gas-Kotbauch
8 Entzündlicher Gas-Kotbauch

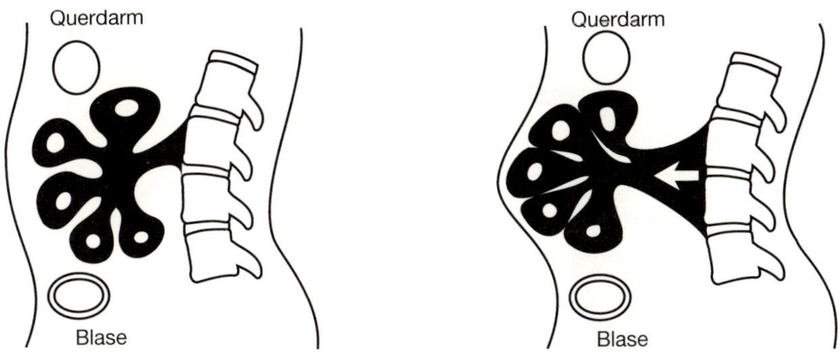

a b

Abb. 5

a: Gekröseschema mit Dünndarmschlingen, Normalzustand (nach *Weiss* [13])

b: Zustand bei entzündlichem Kotbauch. Gekröse durch Lymphstauung ödematös geschwollen; drückt wie eine Faust von hinten den Darm nach vorne (Spitzbauch).

Da die Darmgifte an den entzündlich veränderten Schleimhautstellen unbehinderter in die Lymphe eindringen können, verursachen sie eine Giftbelastung und Stauung der Darmlymphe, ein sogenanntes *Lymphödem im Gekröse.* Das Gekröse wird dadurch dicker und schiebt wie eine Faust von rückwärts das Darmpaket nach vorne, was die Härte und die Spitzform des Bauches zusätzlich verstärkt (Abb. 5b). Die Entzündungsvorgänge übertragen sich oft auf die rückwärtige Umgebung und führen zum verbreiteten *Kreuzschmerz-Symptom* „aus unbekannter Ursache“ [13]. Außerdem verschlechtert die gestaute giftbelastete Darmlymphe die allgemeine Widerstandskraft, denn:

Die Hauptmasse des Immunsystems (70 bis 80 %!) hat im Darmlymphsystem ihren Sitz.

Beim Spitzbauch ist immer mit einer schleichenden Giftbelastung (Selbstvergiftung) aus dem Darm zu rechnen.

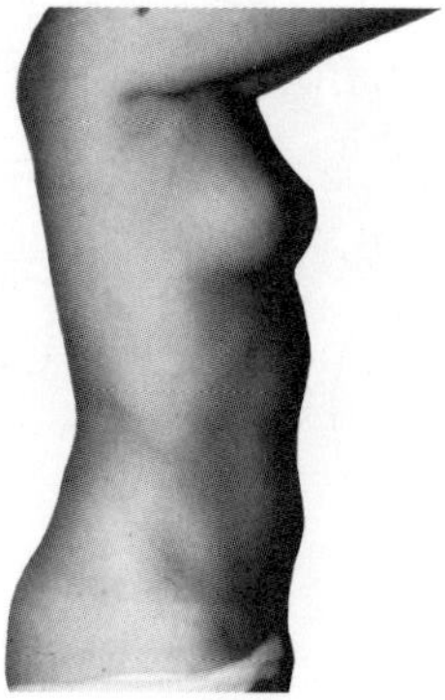

Abb. 6
Normalbauch

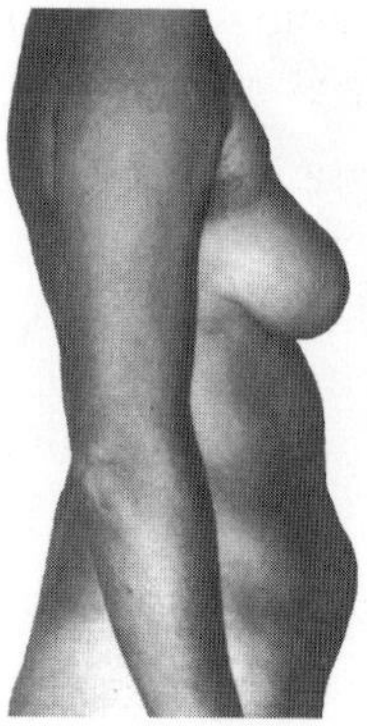

Abb. 7
Entzündlicher Kotbauch (Spitzbauch)

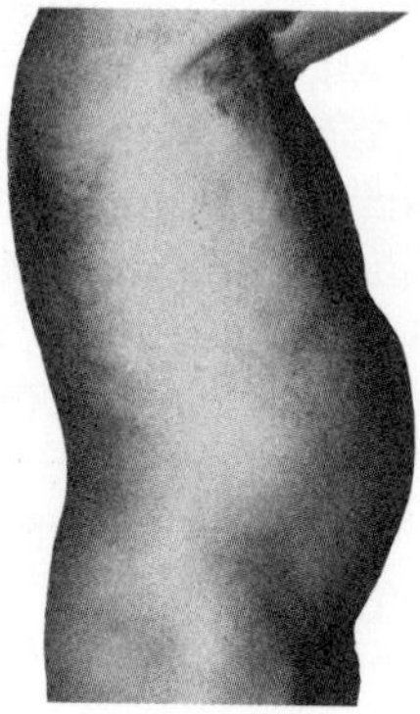

Abb. 8
Gasbauch

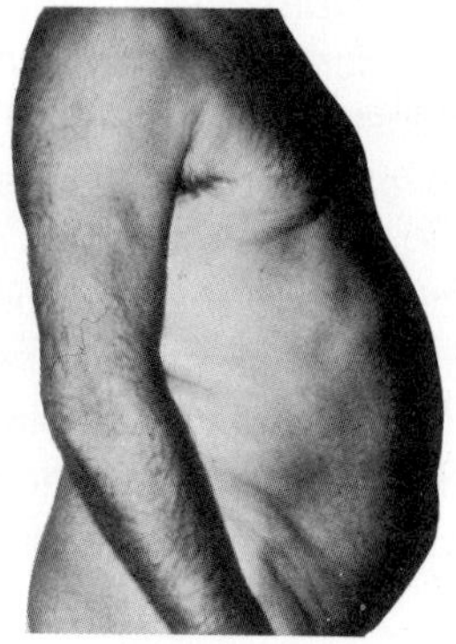

Abb. 9
Entzündlicher Gas-Kotbauch

Abb. 6–9
Normalbauch und besonders häufige veränderte Bauchformen

4. **Der Gas-Kotbauch:** Er ist zweigeteilt. Einerseits drängen gasgefüllte Darmschlingen nach oben wie beim Gasbauch, andererseits ziehen kotgefüllte Gedärme nach unten. So entsteht eine Kombination von Gasbauch mit schlaffem Kotbauch (Abb. 4, Nr. 7, S. 24).
5. **Der entzündliche Gas-Kotbauch:** Diese Kombination von Gasbauch mit entzündlichem Kotbauch (Spitzbauch) weist alle bereits beschriebenen Nachteile der Entzündung auf. Achtung! Der entzündliche Gas-Kotbauch ist bei der Mehrzahl der typischen großbäuchigen Wohlstandskonsumenten mehr oder weniger ausgeprägt (Abb. 4, Nr. 8, S. 24; Abb. 9, S. 26).
6. **Der Fettbauch:** Dieser zeigt zusätzlich zu einer der bisher erwähnten abnormen Bauchformen starke Fetteinlagerungen, vor allem in der Bauchdecke. Sie imponieren oft in Form einer Bauchfettschürze. Der Fettbauch weist immer auf eine Verdauungs-Stoffwechselschädigung hin und somit auch auf das Vorliegen einer Enteropathie.

Selbstdiagnose

Zur Selbstdiagnose betrachte man seine eigene Bauchkontur von der Seitenansicht her, indem man sich unbekleidet in ungezwungener Haltung seitlich vor einen großen Spiegel stellt. Ganz locker stehen! Nicht Brust heraus und Bauch hinein (!), sondern ganz entspannt hinstellen. Dadurch lernt man sich selbst und seine Figur sehen. Auch beim Mitmenschen wird man abnorme Bauchformen erkennen. Besonders an Badestränden sieht man am laufenden Band ausgeprägte Gas- und Kotbäuche stolz an einem vorbeipromenieren, wobei sich die meisten so verhalten, als hätten sie Gesundheit und Schönheit gepachtet (Abb. 10, 11, S. 28). Man kann sich aber viele Probleme ersparen, wenn man rechtzeitig die Zusammenhänge erfaßt und daraus Konsequenzen zieht.

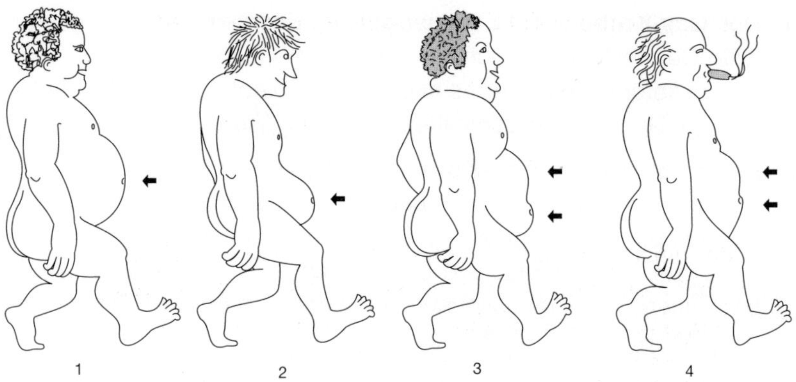

Abb. 10
Die vier Großbauchformen – klassische Risikofaktoren

1 Gasbauch
2 Schlaffer Kotbauch
3 Gas-Kotbauch
4 Enzündlicher Gas-Kotbauch

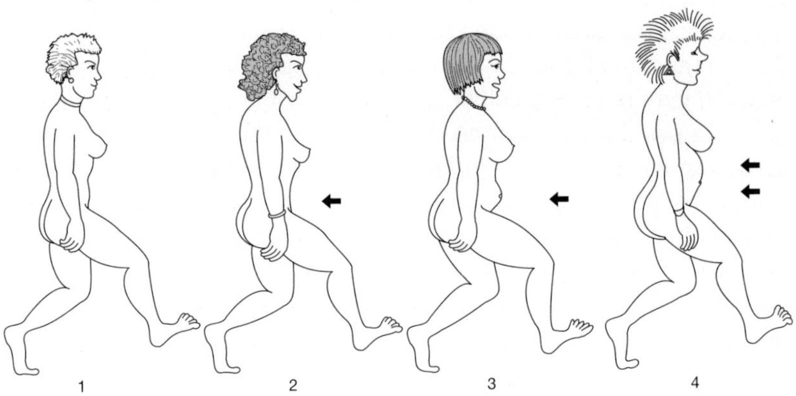

Abb. 11
Vier kleinere Bauchformen

1 Normalbauch
2 Entzündlicher Kahnbauch (bei lässiger Haltung)
3 Entzündlicher Kotbauch (bei Entenhaltung)
4 Entzündlicher Gas-Kotbauch

Warum ist die Enteropathie so wenig bekannt?

„Über Verdauung spricht man nicht!“
Altes Erziehungsgebot

In der offiziellen Medizin besitzt bekanntlich die Feststellung krankhafter Befunde Priorität. Gegenüber der Faszination aufgedeckter Geschwüre, Tumore und anderer oft imposanter Organveränderungen verblaßt naturgemäß eine befundarm oder total befundlos erscheinende Störung. Die wissenschaftlich orientierte Medizin forscht nach Abweichungen der Befunde und nicht nach Abweichungen des Befindens. Störungen im Wohlbefinden des Menschen ohne abnorme Befunde geben ihr keinen realen Anhaltspunkt und erfreuen sich keiner Beliebtheit. Dies gilt natürlich auch von einem funktionsschwachen Verdauungstrakt ohne organischen Befund.

Ein charakteristisches Beispiel bietet die übliche *Stuhlträgheit*, die sogenannte habituelle Obstipation. Für moderne Verdauungsspezialisten ist sie kein Thema, oder eines, das man bagetellisiert. Nach den neuesten Auffassungen besteht erst dann eine Stuhlverstopfung, wenn seltener als zweimal pro Woche eine Darmausscheidung erfolgt. Wer also zweimal wöchentlich einen Stuhl absetzt, bei dem funktioniert der Darm angeblich völlig normal! – Aber diese „völlig normalen“ Personen, wie sie der praktische Arzt zu Hunderten oder Tausenden kennt, zeigen ausnahmslos Befindensstörungen: üblen Mundgeruch, dick belegte Zunge, Blähungszustände, Völlegefühl, unklare Rückenschmerzen und auch *Fernsymptome* wie chronische Müdigkeit, Kopfschmerzen, Depressionen usw. Oft wird die Ursache dieser Beschwerden auf alles mögliche abgeschoben, auf psychische Labilität, vegetative Dystonie, Ehegatten, schlimme Kinder, Wetterwechsel, Streß, Klimaanlage, usw., nur nicht auf den trägen Darm.

Die Gifteinwirkung aus dem kranken Darm, die sogenannte *intestinale Autointoxikation,* wurde zwar seit 100 Jahren wiederholt von namhaften Ärzten und Forschern nachgewiesen, aber sie wird derzeit von Vertretern der offiziellen Medizin als „suggerierte Horrorvorstellung“ abqualifiziert. Ebenso blieb die Tatsache der erfolgreichen Beseitigung einer fast unübersehbaren Fülle verschiedenster Befindensstörungen allein durch radikale Darmreinigung bis heute noch weitgehend unbekannt.

Warum ist die Enteropathie verhängnisvoll?

„Die Verdauungsschwäche ist die Mutter aller Leiden."
Louis Kuhne (1835–1901)

Die Kaliberveränderungen des Verdauungsrohres bei Enteropathie bewirken, daß der Speisebrei im Magen-Darm-Trakt stellenweise zu langsam weitertransportiert wird. Es geht hier zu wie bei einem Stau auf der Autobahn. Es bilden sich lange „Kolonnen", die stundenlang nicht und dann nur viel zu träge vorankommen. *Mayr* hat diese Störung als *„Darmträgheit"* bezeichnet. Um aber Verwechslungen mit der Stuhlverstopfung zu vermeiden, sprechen wir heute lieber von *chronischer Verdauungsschwäche* oder *Enteropathie*, weil als Folge der Stauungsvorgänge im Darmrohr wohl oft, aber keineswegs immer eine wahrnehmbare *Stuhlverstopfung* auftritt. Es können auch *breiige* bis *durchfallartige* Stuhlausscheidungen zu Tage treten, falls sich im stockenden Darminhalt wilde Gärungsprozesse abspielen. Sie feuern den Stuhl dann explosionsartig hinaus (siehe Abb. 12). Der Stau kann aber auch mit regelmäßigen Stuhlentleerungen einhergehen, die jeweils um etliche Tage verspätet zum Vorschein kommen. Die Betroffenen glauben, eine „vorzügliche Verdauung" zu besitzen und wundern sich höchstens über Blähungen und bisweilen penetrante Gerüche. Eine Klarstellung liefert der *Verdauungs-Verweiltest (Spinatprobe):*

1. Tag: normales Essen mit Ausnahme von Gemüse.
2. Tag: Frühstück normal, mittags als Beilage eine große Portion Spinat, abends nur eine Milchspeise.

Bei normaler Darmtätigkeit zeigt der Stuhl am nächsten Tag einen *schwarz-grünlichen* und davon gut abgrenzbar, einen *gelblichen* Anteil. In einem hohen Prozentsatz wird aber die Grünfarbe erst verspätet und dann oft sogar durch etliche Tage hindurch zum Vorschein kommen. Während die Darmpassage normalerweise 18–24 Stunden beträgt, kann sie bei Enteropathie bis 200 Stunden (!) dauern [13]. Man

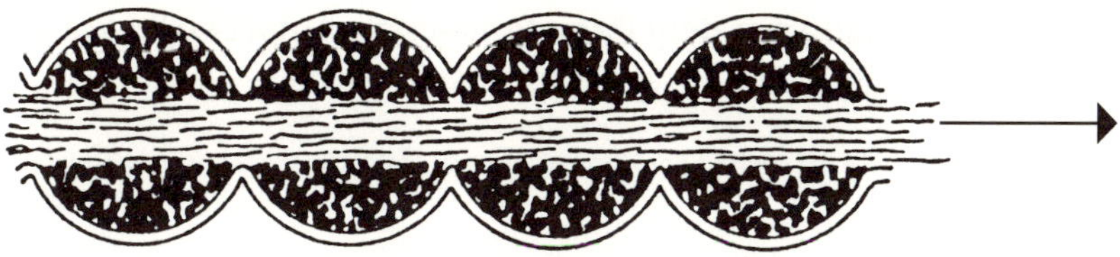

Abb. 12
Hier bleiben in erweiterten Dickdarmbuchten Speise-/Kotreste wandständig liegen, während in der Mitte breiig-weicher Stuhl beschleunigt ausgetrieben wird. (nach *Weiss* [13])

braucht keine medizinischen Kenntnisse zu haben, um daraus eine Darmträgheit im Sinne der Enteropathie zu erkennen. In solchen Fällen liegt das *Selbstreinigungsvermögen des Organismus* darnieder. Es ist wie bei Flüssen: fließen sie lebhaft, ist ihr Selbstreinigungsvermögen intakt, werden sie gestaut, kommt es zum Erliegen. Klares Wasser wird dann trüb bis schmutzig, kann sich bis zum stinkenden Tümpelwasser wandeln. Ähnliches tritt in gestauten Darmabschnitten auf. Es kommt zu Zersetzungsprozessen des Darminhaltes und zu Ablagerungen von Darmschmutz an den Wandungen. Hier spricht *Mayr* mit Recht von *„Verschmutzung des Darms“*.

Die Verschmutzung einiger Stellen des meterlangen Darmrohres ist beim heutigen Zivilisationsmenschen keine Seltenheit, sondern vielmehr die Regel.

Man kennt es aus wenig gepflegten öffentlichen WC-Anlagen, auch bei Bahnfahrten, wenn die weiße WC-Muschel innen durch braune Kotreste verunreinigt ist. Diese zäh-klebrigen Reste haften in braunen Streifen so fest an dem glatten Porzellan an, daß sie auch durch die übliche WC-Spülung mit 20–25 l Wasser nicht zu beseitigen sind. Da helfen nur noch Bürste und chemische Reinigungsmittel. Ähnlich fest und zäh-klebrig haften solche Rückstände auch im trägen, erschlafften Darm. Sie zerstören das normale Darmmilieu und werden zum Nähr- und Brutboden für wuchernde, abnorme Darmbakterien. So entsteht die enorm verbreitete Dysbiose, die Fehlbesiedlung mit schädlichen Darmkeimen.

Selbstvergiftung aus dem Darm (intestinale Autointoxikation)

„Das Blut der Darmkranken ist stets mit Giftstoffen verunreinigt."
F. X. Mayr

1887 prägte der Franzose *Bouchard* den Begriff der intestinalen Autointoxikation. Zahlreiche namhafte Ärzte und Forscher bestätigen seither seine Entdeckungen. Man fand, daß bei der schon erwähnten Zersetzung des Darminhaltes verschiedene Gifte entstehen wie Phenole, Indole, Kresole, Skatole, biogene Amine, Formaldehyd, toxische Alkohole (Fuselöle) und andere zum Teil unbekannte Substanzen. Sie wirken großteils als *Zellgifte*, besonders als Leber-, Blut- und Nervengifte. Sie können das Immunsystem schädigen und die *Krebsentstehung* fördern. Im Tierversuch ließen sich aus Darmgiften gutartige und bösartige Tumore (Adenome, Karzinome und Sarkome) erzeugen [[11]].

Besonders an Staustellen des Darmes, an denen sich schließlich die Schleimhaut entzündet, also bei entzündeten Kot- und Gaskotbäuchen, werden solche Gifte vermehrt durch die Schleimhaut geschleust. Sie gelangen in Blut und Lymphe, belasten das Entgiftungsorgan Leber, durchbrechen schließlich die Leberbarriere und gelangen über den Kreislauf zu allen Zellen und Organen. *Man kann die Darmgifte dann im Stuhl, im Blut, im Harn und in den Körperausdünstungen durch spezielle Untersuchungsmethoden nachweisen* [[12]]. *Pirlet* und Mitarbeiter konnten durch gaschromatographische und massenspektrometrische Untersuchungen bei alkoholfrei lebenden Personen, die durch Zersetzungsprozesse des Darminhaltes entstandenen alkoholischen Gärungsgifte Methanol, n-Butanol und n-Propanol nachweisen und die Resorption dieser Gifte und ihre Nachweisbarkeit in Urin, Atemluft und Körperausdünstungen auch an Hand einer umfangreichen in- und ausländischen wissenschaftlichen Literatur unter Beweis stellen [[11, 12]].

Der Druck der im Darm entstehenden Gase kann so gewaltig sein, daß er die Darmschleimhaut durch Muskellücken nach außen preßt, was wir vom stark aufgepumpten Fahrradschlauch kennen, wenn er porös wird. So entstehen die heute so weit verbreiteten *Divertikel,* kleine Ausbuchtungen der Darmwand, in die Stuhl hineingepreßt wird, was zu schweren Entzündungen führen kann (Abb. 13). Bei so hohem Gas-

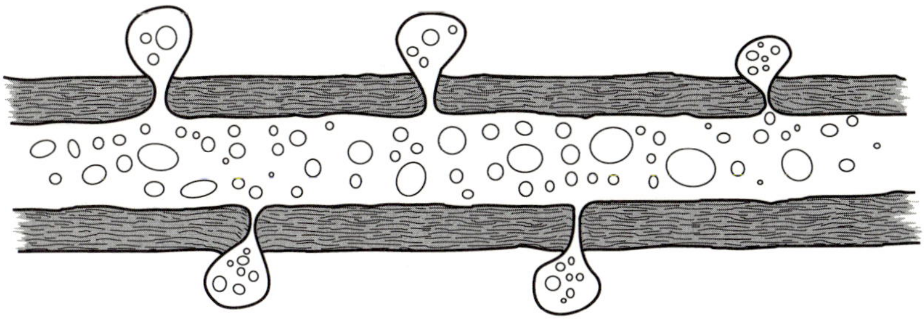

Abb. 13
Im verschlackten Darm können Zersetzungsprozesse so intensive Gasbildungen erzeugen, daß die Darmschleimhaut durch Lücken der Darmwandmuskulatur nach außen gepreßt wird und „Aussackungen“ (Divertikel) entstehen. Die unter so hohem Druck stehenden Gase gehen teilweise in das Blut über (intestinale Autointoxikation).

druck dringen Gase in das Blut, die dann in die Ausatmungsluft gelangen und aashaften Mundgeruch verursachen. Und nicht nur das.

Die Auswirkungen reichen bis tief in das Körpergeschehen und in das seelische Empfindungsleben hinein, wo sie Fernsymptome hervorrufen können.

Dazu zählen uncharakteristische Allgemeinsymptome wie scheinbar grundlose Müdigkeit bis Erschöpfung, besonders nach dem Essen, Nervosität, Gereiztheit, Mißmut, Depressionen, Erregbarkeit, Weinerlichkeit, Kopfdruck bis Kopfschmerz, Migräne, Schweißausbrüche, Herzbeschwerden, Gefäßkrämpfe mit ständig kalten Händen und Füßen, Gelenkschmerzen usw. Besonders empfindlich reagieren das vegetative Nervensystem und die Psyche. Diese und andere Zusammenhänge hat der Verdauungsspezialist Dr. *H. Weiss* auf die Formel gebracht:

Kranker Darm = Krankes Blut = Kranker Körper [13].

Man kann deutlich die Zusammenhänge zwischen den aufgeführten Symptomen und ihren häufigsten Verursachern, den Darmgiften, erkennen:

1. Wer mit einem verschlackten Darm zu fasten beginnt, ohne aber gleichzeitig darmreinigende Maßnahmen durchzuführen (siehe Kapitel Darmsäuberung), erlebt eine akute *Selbstvergiftung* aus dem Darm. Wie beim Reinigen einer Baustelle, wo zunächst viel Staub und Schmutz aufgewirbelt wird, setzt der fastende Darm die in ihm abgelagerten Schlacken in Bewegung, wirbelt sie auf, so daß diese teilweise vermehrt in die Blutbahn gelangen. Der Giftspiegel im Blut steigt dadurch an und führt innerhalb weniger Stunden zu Kopfschmerzen bis Migräneanfällen, zu Schwindel oder zu Benommenheit, Übelkeit, auch zu Brechreiz bis Erbrechen. Sehr oft zeigen sich auch psychische Veränderungen, Erregungszustände, Depressionen oder Aggressionen. Solche Leute „giften" dann buchstäblich überall herum und „explodieren" wegen jeder Kleinigkeit.

Dieses „Herumgiften" und „Explodieren" beweist einen durch Darmgifte verursachten Überreizungszustand, der auch im Alltag oft auftreten kann.

Er verschwindet ebenso rasch wie die anderen Vergiftungszeichen, sobald durch darmreinigende Maßnahmen eine Ausleitung der aufgewirbelten Darmgifte eingetreten ist.

2. Durch richtig durchgeführte Darmreinigungskuren bilden sich erstaunlich viele Beschwerden, Störungen und Leiden zurück oder verschwinden völlig.

In einem Wochenmagazin hieß es: „Die Liste der Leiden, die sich durch Fasten verflüchtigen sollen, liest sich wie das ‚klinische Wörterbuch', eine Aufzählung der Molesten von A bis Z, von Angina pectoris bis Zuckerkrankheit."

Wer aber die enorme Vielfalt an Auswirkungen durch Selbstvergiftung vom Darm einmal an vielen Tausenden von Darmreinigungskuren erlebt und gesehen hat, wie dadurch verschiedenste Leiden, darunter z. B. auch oft Angina pectoris und Alterszucker geheilt werden und nicht mehr wiederkehren, der versteht die Berechtigung einer breit gefächerten Indikationsangabe.

Mit Schwinden der tieferen Krankheitsursachen schwinden auch ihre Auswirkungen und zeigen dadurch die wahren Zusammenhänge auf.

Wer allerdings nur eine Medizin haben will, die auf bequeme Weise die vordergründigen Symptome unterdrückt, darf sich nicht wundern, unnötigerweise vorzeitig verbraucht, älter und leidend zu werden. Mit Recht betont Prof. *Schipperges*[1]:

„Heilkunst, die nur auf bequeme Art gesundmachen will, ist im Grunde genommen nichts als Stückwerk und Quacksalberei."

Warum ist die Enteropathie so verbreitet?

„Je weniger körperliche Arbeit – desto weniger essen."
Dr. *Ch. W. Hufeland* (1762–1836)

Genußvolles Essen und Trinken gehören schon immer zu den Freuden unseres irdischen Lebens. Dieses Genießen in vernünftigen Grenzen soll grundsätzlich nur bejaht werden. Wo es jedoch – wie im Laufe der Geschichte zu allen Wohlstands- und Verfallszeiten – übertrieben wird, wo es nie zu zeitweiliger Zurückhaltung und Einschränkung gekommen ist, und außerdem, wo anstelle körperlicher Bewegung sitzende Tätigkeit bis satte Behäbigkeit den Tagesablauf bestimmen, dort treten unweigerlich Ernährungs-, Verdauungs- und Stoffwechselschäden auf. Und diese bestehen heute meist schon seit Generationen und werden durch falsche Verhaltensmuster weitergereicht. Besonders verbreitet sind Überfütterungen oder sonstige Fehlernährungen von frühester Kindheit an (Süßigkeiten, Eiweißmast usw.) so daß man sich nicht zu wundern braucht, wenn die Diagnostik nach *Mayr* eine allgemeine Zivilisationsdegeneration des Verdauungstraktes aufdeckt.

Die 3 Stadien der Enteropathie

Man kann die chronische Verdauungsschwäche mit ihren Auswirkungen, zu denen sich von anderen Seiten meist noch weitere Schadensfaktoren gesellen, in 3 Stadien einteilen:

Das 1. Stadium verläuft beschwerdearm, kaum beachtet. Es zeigt mit der *Mayr*-Diagnostik meßbare Kaliberveränderungen des Verdauungsrohres, beginnende Verschmutzung und stellenweise Entzündung der Darmschleimhaut, beginnenden Gasbauch oder Kotbauch usw.

Das 2. Stadium geht mit Stuhlverstopfung oder Breistühlen bis Durchfällen (Dyspepsie) einher, oder mit Völle- und Blähungszuständen, Luftaufstoßen, Sodbrennen oder anderen Beschwerden im Bauchraum oder mit Fernsymptomen aus dem Darm. Mit der *Mayr*-Diagnostik läßt sich das *Enteropathie-Syndrom* feststellen.

Es besteht aus
1. nachweisbarer Bauchveränderung (stärker als im 1. Stadium)
2. nachweisbarer Haltungsveränderung
3. Selbstvergiftung vom Darm

Das *3. Stadium* weist ausgeprägte krankhafte Veränderungen mit organisch erfaßbaren Leiden auf wie Magen-Zwölffingerdarm-Geschwüre, Leber-Gallenleiden, Divertikelentzündung, Colitis und viele andere Krankheitsprozesse inner- und außerhalb des Bauchraumes, bei deren Entstehung der schlecht funktionierende Darm eine maßgebliche, ursächliche Rolle gespielt hat. Um sie zu bekämpfen, wird für Milliarden geforscht, wobei die 2 Vorläuferstadien oft unbeachtet bleiben.

Wenn die Untersuchung in einer Hamburger Klinik ergeben hat, daß etwa 50% der aufgenommenen Patientinnen ständig (!) Abführmittel einnahmen, manche sogar seit 30 Jahren, so zeigt dies nur die Spitze des Eisbergs der enormen Verbreitung der Enteropathie. Und diese wieder fördert die Verschlackung.

Die Verschlackung des Zivilisationsmenschen

„Wir Modernen, wir Kurzatmigen in jedem Sinne, wir krepieren an übermäßiger Fütterung und sterben an mangelnder Verdauung."
Friedrich Nietzsche (1844 – 1900)

Das „Gesundheitswesen" der Industrienationen ist kaum mehr finanzierbar und steht vielfach vor dem Kollaps. Denn trotz des wachsenden Wohlstandes werden wir immer kränker! Wo liegen die Ursachen?

Die beiden größten medizinischen Probleme dieses Jahrhunderts sind:

1. Die rapide Zunahme der chronischen Zivilisations- und Degenerationsleiden.

Die Fortschritte der Medizin haben den Vorteil einer durchschnittlich längeren Lebenserwartung gebracht, aber auch den Nachteil einer zunehmend schlechteren Lebensqualität in den letzten 10–20 Lebensjahren. Daher heißt es: „Je mehr die Lebenserwartung ansteigt, desto weniger kann man vom Leben erwarten." Viele Alte schleppen sich nur mehr mühsam in einem invaliden Zustand dahin, zu leidend und zu schwach, um noch richtig zu leben, aber noch zu stark, um sterben zu können. Altersheime und Pflegekliniken sind mit immer mehr leidenden Alten überfüllt.

2. Das enorme Ansteigen der Risikofaktoren.

Zu Tausenden sterben heute vitale, scheinbar vollgesunde Menschen im „besten Lebensalter" plötzlich dahin. Völlig unerwartet schlägt ein Herzinfarkt zu, ein Sekundenherztod, ein Schlaganfall. Der Risikofaktor Nr. 1 ist die Gefäßverkalkung. Sie nimmt in der Todesursachenstatistik aller zivilisierten Länder den ersten Platz ein. Ihr folgen Bluthochdruck, Übergewicht, überhöhte Blutfettwerte usw.

Beide Problemgruppen werden fortlaufend größer! Und beide besitzen die gleichen *tieferen Ursachen*, die bis heute noch viel zu wenig beachtet werden. Es sind *Fehlernährung, Enteropathie und Verschlakkung*.

Was ist Verschlackung?*

Der von vielen medizinischen „Kapazitäten" herablassend belächelte oder als Unsinn verächtlich gemachte Ausdruck „Verschlackung" kommt aus der Technik. Schlacke ist das Abfallprodukt bei der Verbrennung von Steinkohle und Koks. Dazu erklärt Prof. *Pirlet*[14]: „In der naturwissenschaftlichen Medizin hat man viele Begriffe aus unserer erfahrbaren Welt, aus naturhaften und technischen Abläufen auf biologische Phänomene übertragen, um eben diese Phänomene bildhafter und begreifbarer zu machen. Wir sprechen von Entzündung; nie hat es in uns einen Zündfunken gegeben. Kohlenhydrate und Fette werden im Körper „verbrannt"; nie hat jemand dabei ein Feuer gesehen. So ist auch die Übernahme des Wortes Schlacke in den medizinischen Sprachschatz zu verstehen. Man wollte summarisch damit bezeichnen: *Die ausscheidungspflichtigen Zwischen- und Endprodukte des Stoffwechsels, die der Körper nicht mehr rechtzeitig weiterschleusen, abbauen und ausscheiden kann."*

Wo sich die Verschlackung im Körper manifestieren kann und was sie bewirkt, sehen wir in

1. Verschlackung im Darmtrakt,
2. Verschlackung und Übersäuerung im Grundgewebe,
3. „Verdickung" des Blutes,
4. Übersäuerung und Verschlackung von Muskeln, Gelenken und Nerven.

Verschlackung im Darmtrakt

a) Jede Ablagerung und Anhaftung bis Inkrustierung von Stuhl im Darm ist eine Verschlackung. Sie bewirkt die Darmverschmutzung und

* In letzter Zeit wird in Massenmedien von „Experten" wiederholt behauptet, es gäbe im menschlichen Organismus keine Schlacken. Moderne Analysegeräte würden noch den Nachweis des tausendsten Teils eines Millionstel Gramms erbringen, da würden doch Schlacken nicht verborgen bleiben. Da aber anzunehmen ist, daß Experten nicht so lebensfremd sind, um nicht zu wissen, was mit dem Begriff Schlacken gemeint ist, kann man sich der Frage nicht erwehren, ob man nicht Entschlackungskuren lächerlich machen wolle, um zu verhindern, daß weiterhin so viele Patienten dank Entschlackung von ihrem Medikamentenkonsum oder Überkonsum befreit werden.

fördert eine Selbstvergiftung. Bei Fastenkuren und Darmspülungen treten meist Schlacken in Form abgehender übelriechender alter (giftiger) Kotanteile unverkennbar zutage.

b) In histologischen Befunden von operativ entfernten Wurmfortsätzen („Blinddarm“) findet sich oft die offizielle Bezeichnung „Kotsteine“; ein Beweis für Schlackenablagerung auch in diesem Organ. Außerdem gibt es im Darm nicht selten abgelagerte, steinharte Kotballungen von Nuß- bis Apfelgröße. In letzter Zeit wird öfter über große Weizenkleie-Kotsteine berichtet, die sich im Laufe von Monaten gebildet haben und bisweilen manuell oder operativ (!) ausgeräumt werden müssen.

Fall: Schüler, 8 Jahre, leidet an Stuhlverstopfung, bis zu 6–7 Tagen. Dann bekommt er plötzlich einen starken Durchfall, den er nicht zurückhalten kann und der in die Hose geht. Da ihm dies auch in der Schule passiert, wird er strafweise in die letzte Bank versetzt. Die Mitschüler verspotten ihn. Er erreicht das Klassenziel nicht. Die Mutter ist Operationsschwester und läßt ihr Kind von vielen Spezialisten behandeln. Vergebens. Zuletzt wird eine Darm-Operation (!) vorgeschlagen. Statt dessen führen Mutter und Sohn gemeinsam eine *Mayr*-Kur mit Milchdiät durch. In der 3. Kurwoche treten heftige Bauchkrämpfe auf, und der Knabe entleert unter Schmerzen einen männerfaustgroßen Kotstein. Mutter und Kind untersuchen das Gebilde und entdecken darin einen Tunnel. Offensichtlich hat der Kotstein den Darm zeitweilig total verschlossen, daher die Stuhlverstopfung, dann aber wurde zeitweilig der Darminnendruck so stark, daß verflüssigte Stuhlmassen mit explosiver Wucht durch den Tunnel hindurch in die Wäsche gepreßt wurden. Das Kind war und blieb seither völlig geheilt.

Fall: Geschäftsfrau, 55 Jahre, wurde wegen Blinddarmdurchbruchs mit Bauchfellentzündung operiert und lag wochenlang auf der Intensivstation. Fünf Jahre später führt sie eine *Mayr*-Kur durch und bekommt nach 2wöchiger Kur heftige Bauchkoliken mit Erbrechen. Dabei tritt ein wehenartiger Stuhldrang auf und sie entleert ein 5 cm langes, mit Schleimhaut umwachsenes Schlauchstück, das offensichtlich seit ihrer Operation im Darm gesteckt ist.
Wenn, wie dieser Fall zeigt, sogar so große Fremdkörper jahrelang im Darm verbleiben können, ist es nicht verwunderlich, daß sich auch feinere Speisen- und Kotreste in den Buchten der Darmschleimhaut ablagern und inkrustieren.

Verschlackung und Übersäuerung im Grundgewebe

Das bindegewebige Grundgewebe des Menschen umhüllt wie ein riesiges Maschenwerk die 50 Billionen Körperzellen. Es dient als Zwischenverbindung oder Transitstrecke zwischen den lebensspendenden Blutgefäßen und den Zellen. Das heißt, daß der Weg von Sauerstoff und Nährstoff aus den Blutgefäßen immer über diese Transitstrecke verläuft.

Wenn ein Konsument dauernd *zuviel* ißt, insbesondere *zuviel* an säurebildender Eiweißkost, d. h. an Fleisch, Fisch, Eiern und Käse, dann werden seine Körperzellen zwangsläufig von früheren Mahlzeiten oft noch so satt sein, daß sie die aus dem Blut ständig nachströmenden vorwiegend sauren Nährstoffe nicht mehr aufnehmen. Als Folge bleiben diese Nährstoffe dann in der Transitstrecke liegen, übersäuern und verstopfen sie zunehmend.

Auch die Gewebeflüssigkeit wird dadurch eingedickt und kann nur mehr verlangsamt die Gewebebezirke durchfließen, was zu Mangelversorgung führt. So wird der Stoffwechsel zunehmend säurebelastet, gehemmt bis blockiert. (Mesenchymblockade). Derartig schlecht versorgte Gewebe erstarren und vergreisen. *Hier findet sich der meist unerkannte tiefgründige Beginn vieler Leiden und der unerwartet eintreffenden Gesundheitskatastrophen.*

Ähnliches spielt sich im Blut ab:

Verdickung des Blutes

Ein ständig überkalorisches Essen mit zu hohen Anteilen an Eiweißstoffen läßt auch den Nährstoffspiegel im Blut ansteigen. Das Blut wird dadurch dicker, zäh- und schwerflüssiger. Verständlich, daß es dann in den feinen Haargefäßen schlechter fließt und sich dort Ablagerungen in der Gefäßwand (Basalmembran) bilden. Dadurch werden die Wandungen dieser Gefäße verdickt, im Extremfall bis zum Zehnfachen (!) [[15]], und die Sauerstoffversorgung der zugehörigen Gewebebezirke (Hirn, Herz usw.) empfindlich verschlechtert. Dies kann zu *Hochdruck, Verkalkung, Vergeßlichkeit, Sehstörungen, Herzleiden, Herzinfarkt, Thromboembolien* usw. führen. Im dicken Blut stauen sich auch zahlreiche größere Moleküle, wodurch die Blutspiegel von Hämatokrit, Cholesterin, Fettstoffen, Bluteiweißen usw. ansteigen können. Im Hunger, bei Fasten oder bei bescheidener und eiweißarmer Kost wird das Blut wieder entlastet, leichtflüssiger, und die beschriebenen Veränderungen bilden sich zurück.

Übersäuerung und Verschlackung von Muskeln, Gelenken und Nerven

Bei Muskelarbeit entsteht sehr oft die ausscheidungspflichtige Milchsäure. Sie bleibt bei Gewebeverschlackung meist zu lange am Entstehungsort liegen und erzeugt so den bekannten Muskelkater. Für diese Muskelkater-Milchsäure gilt das gleiche, wie für jede gestaute, übersäuerte Gewebeflüssigkeit: Kann sie nicht rechtzeitig über die Blut- und Lymphwege abfließen, dann wird sie schließlich automatisch durch Muskelbewegungen weitergepumpt. Dabei gelangt sie durch feine Saftspalten in naheliegende Weichteile, Sehnenansätze, Gelenke usw. und greift diese an. So wird z. B. ein Gelenksknorpel durch Säureeinwirkung aufgerauht und allmählich zerstört.

Die Übersäuerung steht somit am *Anfang der allermeisten stoffwechselbedingten Gelenk-, Sehnen- und Bandscheibenleiden.*

Dazu kommt noch: wenn Säuren in den Bereich sensibler Nerven eindringen und sich dort einschlacken, verursachen sie *Schmerzen.* Dies reicht von schmerzhaften Verspannungen im Schulter-Nackenbereich bis zu *Neuralgien, Nervenwurzelentzündungen, Ischiasleiden* usw. Viele Menschen erhalten wegen schmerzhafter Hüft-, Knie-, Bandscheiben- oder „Rheumaleiden“ verschiedene „Rheumamittel“ einschließlich Kortison, die zunächst oft die Schmerzen beseitigen. Der verursachende Prozeß läuft aber meist weiter und meldet sich nicht selten eines Tages wieder, oft noch dazu in intensiverer Form. Auch in vielen anderen Gewebebezirken können sich Verschlackungs- und Übersäuerungsprozesse abspielen. So sind nach dem bekannten Kardiologen *B. Kern* Herzinfarkt und Hirnschlag in erster Linie auf Säurekatastrophen der betroffenen Gewebe zurückzuführen [42].

Natürlich stellen Verschlackung und Übersäuerung nicht die Alleinursachen aller Zivilisationsleiden und schmerzhaften Zustände dar. *Sie spielen aber beim heutigen Wohlstandsmenschen fast immer eine wichtige, zumindest hintergründig mitwirkende Rolle.*

Jedes *Zuviel* an Essen, d. h. jeder Nahrungsüberschuß den der Organismus erhält, wird entweder

- im Darm zersetzt – es entstehen Gärungs- und Fäulnisgifte; oder
- als Fett angesetzt und macht fett, fettblütig usw.; oder
- als Schlacke abgelagert und führt zur Verschlackung (Übersäuerung).

Als Folge entstehen die beschriebenen Gas- und Kotbäuche, Übergewicht, Fettsucht, Aufquellungen und Versulzungen, weichteilrheumatische Veränderungen, Gelosen, Zellulitis, Hautausschläge usw. Schlacken in Kapseln und Gelenken führen zu Bewegungseinschränkungen, Versteifungen, Arthrosen. Ablagerungen von Harnsäurekristallen bilden Rheuma- oder Gichtknötchen. Ablagerungen in Galle und Niere führen zu Gallen- und Nierensteinen, an den Wirbeln zu degenerativen Veränderungen (Spondylopathien), im Auge zum Grauen Star (Trübung der Linse durch eingelagerte Schlackenstoffe) oder zum Grünen Star (durch Verstopfung der Abflußwege des Auges) usw.

Der Anstieg der jährlichen Herzinfarkttodesfälle in der Bundesrepublik Deutschland von 7000 im Jahre 1948 auf 150 000 im Jahre 1988, eine mehr als 20fache Steigerung also, ist in erster Linie auf Fehlernährung – Verschlackung – Übersäuerung zurückzuführen.

Professor *Wendt,* dessen Lebenswerk in der Erforschung der genannten Zusammenhänge liegt, zeigt die Folgen der Blutverdickung drastisch auf [15]:

„Läßt man durch ein dünnes Rohr einmal Wasser, ein anderes Mal Bienenhonig fließen, dann läuft das Wasser rasch durch, während der Honig steckenbleibt. So kann das verdickte Blut in den feinsten Haargefäßen mehr oder weniger steckenbleiben und zu Mangeldurchblutungen mit ihren vielen Konsequenzen führen. Personen mit zu dickem Blut und anderen Risikofaktoren können zwar oft noch zahlreiche Jahre glücklich leben, ohne zu ahnen, wie krank sie in Wirklichkeit sind. Aber sie können auch jeden Augenblick tot umfallen mit Herzinfarkt, Schlaganfall oder Thromboembolie."

In einer deutschen Zeitschrift war unlängst unter dem Titel: „Der vermeidbare Tod" zu lesen [16]: Vom prominenten Schauspieler (59), der beim Kaffeekochen am Herd tot umfiel (Sekundenherztod); vom beliebten Sänger (58), der beim Frühstück im Bett an Herzschlag starb; vom Computerfabrikanten (60), der beim Tanzen tot umfiel; vom Spitzenmanager (54), den der tödliche Herzinfarkt am Trimmrad traf, und von 150 000 anderen, die in der Bundesrepublik Deutschland alljährlich vom Sekundenherztod überrascht werden. Unzähligemale heißt es in der Todesanzeige: „Völlig unerwartet, herausgerissen aus voller Schaffenskraft, verstarb unser geliebter Gatte, Vater..."

Aber die meisten von ihnen hätten durch rechtzeitige Entschlackung wahrscheinlich noch lange leben können!

Wer verschlackt?

1. **Der Übergewichtige:** Er setzt zwar zunächst die meisten Überschüsse in Fett um und speichert sie im Fett. Aber dann wird er fettblütig mit etlichen Risikofaktoren und verschlackt.
2. **Der Normalgewichtige:** Das Gewicht sagt nichts über eine Freiheit von Schlacken aus. Auch viele Normalgewichtige weisen schon im jugendlichen Alter Rückstände im Darm und saure Eiweißablagerungen in Gefäßen und Geweben auf.
3. **Der Untergewichtige:** Er zeigt meist einen entzündlichen Kotbauch mit Magen-Darm-Senkung und Stoffwechselschwäche. Er kann nur wenig Nahrung richtig umsetzen und ißt aus Angst vor dem Abnehmen oft viel zu viel für seine Verhältnisse. Bei ihm setzt meist schon früh eine saure Verschlackung ein.

Verschlacken auch Vegetarier?

Die Lakto-Ovo-Vegetarier können genauso wie alle anderen verschlacken, vorausgesetzt, daß sie ganz allgemein *zuviel,* und auch *zuviel* an säurebildendem Eiweiß wie Käse, Joghurt und Eiern essen. Im Gegensatz dazu fördert vegetarische Kost ohne jedes tierische Eiweiß den Abbau von Eiweißablagerungen im Körper. Eine solche einseitige Kost sollte aber meist nur vorübergehend auf einige Wochen bis Monate aus therapeutischen Gründen empfohlen werden. Als Dauerkost würde sie zumeist zu Eiweißmangel führen. Die Hauptgefahr liegt daher weniger in der Eiweißkost an sich, sondern im *Zuviel*, und in falscher Nahrungszusammensetzung (siehe später!).

Ein System, das mit Speichern arbeitet, wie der Stoffwechsel des Menschen, darf nicht nur immer gefüllt, sondern muß auch in Intervallen entleert werden.

Fasten und Darmreinigungskuren verdünnen das Blut, entsäuern die Gewebe, bauen Schlackendeponien ab und verbessern den Stoffwechsel. Sie sind daher von Zeit zu Zeit *für die Erhaltung der Gesundheit genauso wichtig, wie ansonst eine ausreichende Ernährung.* Im Volksmund spricht man vom Selbstmord mit Messer und Gabel und meint: „Der Hunger rafft weniger Menschen dahin als der Fraß." Dazu Professor *Wendt*: „In einer Epoche der Überernährung tötet das Ausbleiben des Hungers genauso viele Menschen, wie der Hunger in einer Hungersnot. Nicht nur die an Hunger sterbenden Bewohner der Hungerzonen in Afrika sind eine Schande für die menschliche Gemeinschaft, sondern genauso die am Völlereitod sterbenden Europäer und Amerikaner[[15]]."

Daß für die reichlich ernährten Menschen von Zeit zu Zeit Entgiftung und Entschlackung notwendig sind, haben schon vor 5000 Jahren die alten Chinesen gewußt. Sie lehrten über Schlacken und Giftstoffe im Körper:

> „Was Niere und Blase nicht ausscheiden können,
> das muß der Darm ausscheiden;
> was dieser nicht mehr ausscheiden kann,
> das muß die Lunge tun,
> wenn alle zusammen nicht (genügend) Gifte ausscheiden,
> dann muß die Haut einspringen,
> und was auch die Haut nicht mehr ausscheiden kann,
> führt zum Tode."

Im Buch Jesus Sirach (37/32–35) heißt es nach der Luther-Übersetzung:

„Überfülle dich nicht mit allerlei leckerer Speise,
und friß nicht zu gierig. Denn viel fressen macht krank...
Viele haben sich zu Tod gefressen;
wer aber mäßig ißt, der lebet desto länger."

Im Koran steht, daß der Magen (und die von ihm ausgehenden Verführungen) der Schlupfwinkel der Krankheiten sei. Und bei den alten Römern hieß ein grundsätzlicher medizinischer Lehrsatz:
„Bene curat, qui bene purgat." Gut kuriert, wer gut reinigt, d. h. gut entgiftet und gut entschlackt.

2. Teil

Gesundung nach *F. X. Mayr*

Die *F. X. Mayr*-Kur

„Es gibt kaum einen Menschen, der so gesund ist, daß er nicht durch zeitweises Einschränken oder Ausschalten seiner üblichen Ernährungsweise noch gesünder, leistungsfähiger, arbeits- und lebensfroher werden könnte.“

F. X. Mayr

In der Vorläuferschrift dieses Buches „Die Darmreinigung nach *F. X. Mayr*“, wurde die Durchführung der *Mayr*-Kur bereits detailliert beschrieben. Trotzdem soll sie hier in anderer und ergänzender Form nochmals dargestellt werden.

Ein großer Arzt hat einmal gesagt, die Götter hätten *vor* jede Therapie stets die Diagnose gesetzt. Diese Reihung der Vorgangsweise besitzt auch für die *Mayr*-Kur volle Gültigkeit.

Diese Kur kann zwar enorm viele Gesundheitsstörungen und -schäden ausheilen oder zumindest wesentlich verbessern, insbesondere kann sie die Grundgesundheit meist deutlich anheben, aber ihre Anwendung muß in jedem einzelnen Fall nicht nur von vornherein sinnvoll, sondern auch individuell richtig dosiert sein. Individuell in der zu wählenden Diätform, in ihren Übergangsstufen und ihrer Gesamtdauer.

Die Behandlung nach *Mayr* darf nicht bei unbehandelten bösartigen Prozessen, bei akuten Infektionskrankheiten (Tbc, Aids etc.), bei Geisteskrankheiten, schweren endogenen Depressionen und anderen fortgeschrittenen Leiden angewendet werden, die bereits einer intensiven Klinikbehandlung bedürfen.

In jedem Fall muß die *Mayr*-Kur mit einer Untersuchung durch einen in Diagnostik und Therapie voll ausgebildeten *Mayr*-Arzt begonnen und von ihm bis Kurende geleitet werden. Eine aktuelle Liste dieser Ärzte ist von der Gesellschaft der *Mayr*-Ärzte zu erhalten. Siehe Kapitel „Praktische Hinweise“ am Buchende. Je nach Untersuchungsergebnis und Beschwerdebild des Patienten empfiehlt der *Mayr*-Arzt dann die für den einzelnen jeweils günstigste Kurform.

Mayr-Therapie bedeutet somit nicht in jedem Fall *Fasten* oder *Milch-Diät,* sondern die für den Einzelfall jeweils erfolgversprechendste Darmschonung und Regeneration.

Als Möglichkeiten kommen in Betracht:

1. Heil- oder Teefasten nach *Mayr*

Dieses soll nur stationär in Kursanatorien stattfinden, wo man sich unter Gleichgesinnten und bei allgemeiner Schonmöglichkeit ganz der Regeneration widmen kann. Beim Teefasten gibt es nur Kräutertees mit etwas Honig und Zitronensaft, Gemüse- oder Basenbrühe sowie Trink- bzw. Mineralwässer.

Für etliche erweist sich diese Kurform als die wirksamste Therapie. Sie wird nach individuell zu bemessender Zeit – nach einigen Tagen bis mehreren Wochen – in die Milch-Diät übergeleitet.

2. Milch-Diät nach *Mayr*

Bei vielen Personen führt diese Kurform zu den günstigsten Resultaten. Bei schlechter Süßmilchverträglichkeit kommen Sauermilcharten, Joghurt, Bioghurt oder dergleichen in Betracht. Auch Mandelmilch, Sojamilch oder die auch von Milchallergikern immer bestens vertragene Schafs- oder Ziegenjoghurt und andere individuell zu wählende Alternativen können angewendet werden.

Dazu kommen noch die „*Kursemmeln*“.

Das sind 3–4 Tage alte Brötchen, die am besten täglich frisch gekauft und in einem trockenen Raum zum Lufttrocknen frei gelagert und dann vor dem Essen in kleine Scheibchen geschnitten werden. Diese bereits ziemlich harten, aber gerade noch ein wenig eindrückbaren Semmeln aus feinstem Weißmehl (!) dienen als unersetzliche *Kau- und Einspeichelungstrainer*. Sie regen die Tätigkeit der Speicheldrüsen und damit den Speichelfluß an, was sich wieder – über das vegetative Nervensystem – auch auf die Tätigkeit aller Verdauungsdrüsen und somit auf die Magen-, Leber-, Pankreas- und Darmdrüsen sekretionsfördernd auswirkt. (Die Kursemmel darf nie aus Vollwertmehl bestehen, was im Buch die „Darmreinigung" genau begründet ist.)

Von entscheidender Bedeutung ist die

Einnahmeform der Diät

a) Dabei wird ein Stückchen der Semmelscheibe so lange gekaut und eingespeichelt, bis in der Mundhöhle ein total flüssiger Semmel-Speichelbrei mit leicht süßlichem Geschmack entstanden ist. Je verkümmerter die Speicheldrüsen, desto schlechter gelingt dies anfangs. Später wird dies mit der Ertüchtigung der Speicheldrüsen immer besser.

b) Sodann wird mit einem ganz kleinen Löffelchen etwas Milch (oder dergleichen) dazu genippt und mit dem Semmel-Speichelbrei intensiv in der Mundhöhle durchmischt.

c) Erst danach darf geschluckt und der Vorgang von vorne wiederholt werden.

Die zugeführte Nahrungsmenge wird nicht vorgeschrieben, jedoch soll beim ersten Zeichen von Sättigung mit dem Essen aufgehört werden. Einen etwa noch vorhandenen Milchrest in der Tasse darf man aber dann **nicht** mehr einnehmen, da Semmel und Milch immer **nur gemeinsam** oder gar nicht eingenommen werden dürfen!

Die in dieser Form eingenommene Mahlzeit führt zu einer langanhaltenden Sättigung und zu einer idealen Schonung (= Erholung und Regeneration) des gesamten Verdauungsapparates.

3. Die erweiterte Milch-Diät

Bei dieser werden zusätzlich je nach Verordnung, ergänzende Lebensmittel empfohlen. In Betracht kommen: Topfen (Quark), Gervais, etwas Butter, fallweise ein weichgekochtes Ei, Hafer-, Reis-, Weizen-, Gersten-Schleimbrei oder Suppen, auch Kartoffel-Gemüse-Suppen oder Aufstriche, deren Rezepte im Buch „Milde Ableitungs-Diät"* detailliert beschrieben sind.

* Dr. med. *E. Rauch/P. Mayr,* Milde Ableitungs-Diät. 13. Aufl. Haug Verlag Heidelberg 1994.

4. Die drei Stufen der Milden Ableitungs-Diät

Diese stellen die mildesten Formen der Behandlungen im Sinne *F. X. Mayrs* dar. Im Vordergrund stehen besonders **verdauungsschonend und geschmackvoll** zubereitete Basensuppen, gedämpfte Gemüse, Kartoffelgerichte, Getreidespeisen mit Gemüse kombiniert, Frischkräuter, eventuell magere Fleisch- oder Fischarten, wobei der *Säure-Basen-Haushalt* berücksichtigt und eine *spezielle Küchentechnik* angewendet wird. Letzteres ist im Buch „Milde Ableitungs-Diät" genau beschrieben. Der verdauungsschonenden und werterhaltenden Küchentechnik kommt eine große Bedeutung zu, da sie als Grundlage für eine generell gesündere *Neuorientierung der Ernährungsweise nach der Kur* besonders dienlich ist.

Auch die milden Kurvarianten bringen überzeugende Erfolge, die allerdings etwas längere Zeit beanspruchen als die strengeren Kurvarianten.

Die Kurausleitung

Das Teefasten wird in die Milch-Diät übergeleitet, diese wiederum in die erweiterte Milch-Diät und schließlich in die Milde Ableitungs-Diät, was in langsam nacheinander erfolgenden Abschnitten durchzuführen ist.

Da die *Optimalkost* für den einzelnen stets eine *Individualkost* ist, erhält der Patient vom *Mayr*-Arzt aufgrund der Diagnostik und der Erfahrung die jeweils für die Dauerkost besonders geeigneten Richtlinien. Sie bestehen meist aus einer leicht bekömmlichen, gut verträglichen, biologisch möglichst vollwertigen, nicht einseitigen, aber etwas lakto-vegetabil orientierten Kostform. Dabei soll, so gut als dies nur eben möglich ist, beachtet werden:

Die Ratschläge *F. X. Mayrs* beruhen auf der Grunderkenntnis, daß man seinen Verdauungsapparat tunlichst nicht mehr durch die allseits fast üblichen Ernährungsfehler belasten und überfordern soll. Das enorm verbreitete zu schnelle, schlecht gekaute, kaum eingespeichelte *Hinunterschlingen,* das zu reichhaltige, zu üppige, zu schwere, auch zu häufige und abends zu späte Essen soll künftig tunlichst gemieden und von einer *disziplinierten Eßkultur* abgelöst werden. Es ist kaum zu glauben, in welch hohem Maß sich diese Richtlinien – wenn sie eingehalten werden! – auf den Gesundheits- und Leistungszustand des Menschen auswirken!

Während der *Mayr*-Kur gelten
drei Heilprinzipien:

1. *Schonung* (Erholung und Regeneration), wie sie durch die zuvor beschriebene Kurdiät und durch die Eßkultur erfolgen soll;
2. *Säuberung* (Entschlackung, Entgiftung, Entsäuerung) des Körpers und
3. *Schulung* (Training, Wiederertüchtigung) der Funktionen.

Säuberung

„Jede verbesserte Ausscheidung ist ein Weg, die Gesundheit herbeizuführen."

Paracelsus

Das erste Ziel der Säuberung ist die Beseitigung der Darmverschmutzung und die Wiederherstellung des Selbstreinigungsvermögens des Verdauungstraktes. Dabei helfen:

- *Salinische Wässer* wie Bittersalz (Magnesiumsulfat) oder Glauber- oder Karlsbader-Salz usw., die alltäglich morgens nüchtern in der vom *Mayr*-Arzt vorgeschriebenen Dosierung (maximal ein gestrichener Teelöffel auf ¼ l warmes Wasser) eine halbe bis eine Stunde vor dem Frühstück einzunehmen sind. Sie durchrieseln spülend-reinigend in natürlicher Richtung den gesamten Verdauungskanal und bewirken gemeinsam mit den aufgelösten Darmschlacken meist flüssig-breiige Darmentleerungen.

  Der von der Milchdiät stammende *Stuhl* soll goldgelb und fast geruchlos sein, etwa wie beim muttermilchtrinkenden Säugling. Jede andere Färbung wie dunkel- oder hellbraun, grau, grünlich (Galle!) usw. und üble Gerüche verraten den Abgang abgelagerter Schlakken und Giftstoffe. Je länger die Reinigung dauert, desto heller und geruchloser werden die Ausscheidungen. Der Abgang besonders scharfer, oft ätzend wirkender Schlacken führt gelegentlich zu Entzündungen von Afterschleimhaut und Hämorrhoiden. In solchen Fällen ist mit Einläufen die Konzentration der „Giftbrühe" aus dem Darm zu verdünnen, worauf die Entzündungen prompt abklingen.

- *Trinkkur:* Sie ist ein besonders wichtiger Bestandteil der Säuberung. Die zugeführte Flüssigkeit unterstützt sowohl die Darmreinigung, wie die Ausschwemmung von Ablagerungen und Säuren im ganzen Körper. Während der Kur auftretende Übelkeiten schwinden meist rasch nach ausreichendem Trinken. Die aufgewirbelten Schlacken gehen dann mit den Stuhlausscheidungen, mit dem Urin, mit Hautausdünstungen, Schweiß und mit der Ausatmungsluft aus dem Körper. Nach dem Volksspruch: *„Gesundheit ist Wohlgeruch – Krankheit ist Gestank"* kann man dann meist selbst die Ausscheidung schlechter Substanzen feststellen. Der Stuhl kann dann „kriminell" penetrant riechen, der Urin einen stechenden Geruch annehmen, auch übelriechende Schweiße, Hautausdünstungen, starker Mundgeruch, unangenehm riechende Menstruationsblutungen usw. treten vorübergehend auf. Die Säuberung ist damit voll im Gange. Ihre Auswirkungen lassen sich dann oft weithin erkennen, wenn die Haut reiner, rosiger, straffer und geschmeidiger wird, die Haare glänzender usw., wenn eine Summe von verjüngenden Veränderungen auftritt, die Dr. *Mayr* in seinem Buch „Schönheit und Verdauung" beschrieben hat [4]. Auch die Zunge, der „Spiegel des Blutes", verändert sich.

  Für die Trinkkur sind gutes Trinkwasser, dünn gebrühte, milde Heilpflanzentees, kohlensäurearme Mineralwässer (nicht zu kalt) geeignet. Personen unter 50 kg sollten tunlichst 2 l täglich trinken, Personen bis 90 kg etwa 3 l, Personen darüber 4 l täglich.

- Mit der *manuellen Bauchbehandlung* nach *Mayr,* einer kunstvollen Tast- und Atemtherapie des Bauches, regt der *Mayr*-Arzt die spezifische Darmtätigkeit (Peristaltik) an, verbessert die Zirkulation im Bauchraum, intensiviert die Atmung und die Säuberungsprozesse (Abb. 14). Dabei wird außerdem die im Gekröse oft gestaute Darmlymphe wieder in Umlauf gebracht (siehe Abb. 5, S. 25).

- Eine Reihe anderer natürlicher Maßnahmen wie Morgengymnastik, Wasseranwendungen, Dunst- und Leberwickel, Kräuter-, *Schiele-, Kuhne*-Bäder, Heilmassagen, Schwimmen, Wandern in guter Luft usw. können die Säuberungsvorgänge vorantreiben, aber nur, wenn sie *wohl koordiniert, gezielt und in schonender Form eingesetzt* werden. Die vom Verfasser für den Sanatoriumsbetrieb entwickelte Kombinationsform der *Mayr*-Kur mit einer Reihe sich ergänzender Naturheilanwendungen kann die gesamte Kurwirkung und Regeneration wirkungsvoll unterstützen *(= „kombinierte Kurform")*. Dazu kommt noch die Anwendung von Basenbrühen, Basensuppen (S. 100) und Basensalzen zur vermehrten Ausschwemmung von Säureschlacken.

In besonderen Fällen und bei Rückvergiftungskrisen stellen Einläufe eine schnell wirksame Hilfe dar (siehe später). Sie spülen allerdings nur den Dickdarm und können die salinischen Wässer nicht ersetzen.

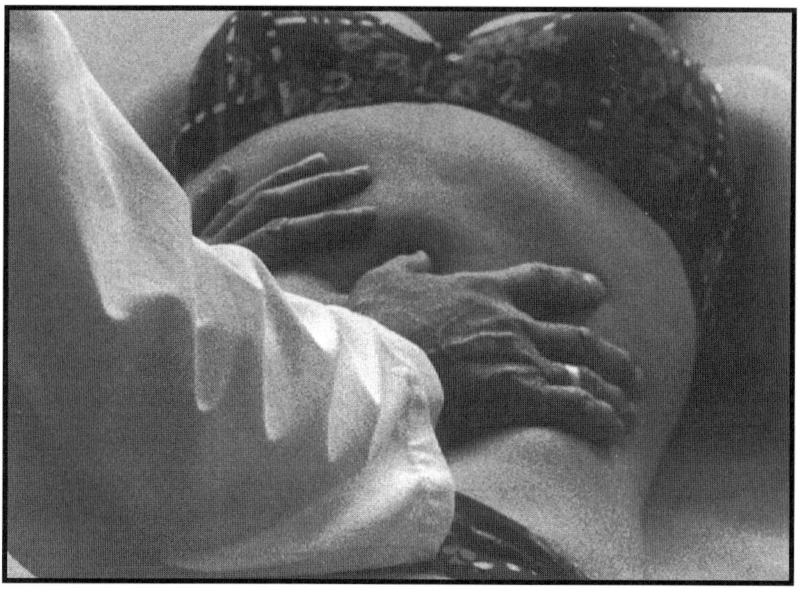

Abb. 14
Ärztliche manuelle Bauchbehandlung nach *Mayr*

Schulung

„Der Gesunde hat viele Wünsche, der Kranke nur einen."
Sprichwort

Dazu dienen:

- die schon angeführte manuelle Bauch-Atembehandlung durch den Arzt;
- die selbst durchzuführende Bauchatemübung nach *Mayr* (siehe später);
- die Eßkultur nach *Mayr* mit Disziplinierung der Eßgewohnheiten;
- Rückgewöhnung an reichliches Trinken.

Soll sich die *Mayr*-Kur als Intensivtherapie auswirken, dann kommt es auf zweierlei an:

1. Auf die minutiös exakte Kurdurchführung, wie sie mit allen Details in „Die Darmreinigung nach *F. X. Mayr*" beschrieben wurde [17]. Der Teufel steckt im Detail!
2. Auf die im Anschluß an die Kur stattfindende Neuorientierung der Ernährungs- und Lebensweise. Je weniger man wieder in den „Schlendrian" verfällt und je mehr man die ordnenden Kureinflüsse auf den Alltag überträgt, desto länger halten die Auswirkungen an, die dann oft erst nach Monaten ihren erfreulichen Höhepunkt erreichen.* Eine Schlüsselstellung besitzt dabei die seelische Regeneration.

---

* Von den Kuren Dr. *Mayrs* in Karlsbad hieß es sogar: „Die Frühjahrskur ist das schönste Weihnachtsgeschenk."

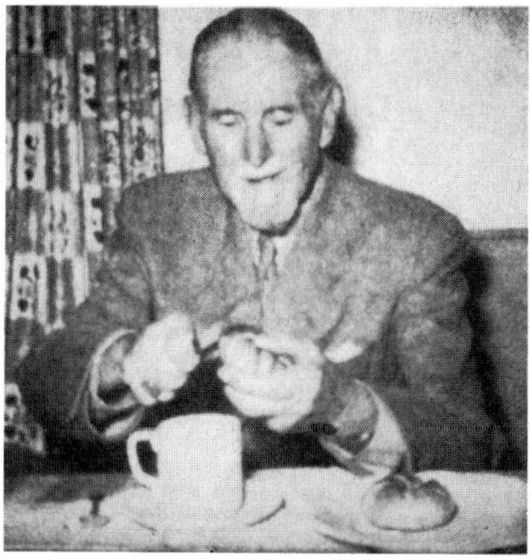

Abb. 15
Dr. *Mayr* mit 80 Jahren bei der auch von ihm regelmäßig durchgeführten Kur mit Milchdiät.

Als Kur-Vorbereitung und nach der Kur hilft:

Die Eßkultur nach *Mayr*

Sie besteht aus folgenden Aufgaben:

- Nehmen Sie sich *genügend Zeit* für Ihre Mahlzeiten, um entspannt in Ruhe und Muße behaglich essen zu können. Appetitliche Anrichtung der Speisen und gute Atmosphäre fördern den kultivierten Eßgenuß. (Zu meiden sind Hektik, Ärger, Fernsehen, Zeitunglesen, Radiomusik, große Diskussionen während des Essens.)
- Geben Sie sich immer nur *bescheidene Portionen* auf den Teller. Mit der Vorstellung, damit auskommen zu müssen, werden Sie, auch psychologisch besser eingestellt, richtiger essen;
- Nehmen Sie nur *kleine Bissen* auf Gabel oder Löffel, etwa wie Chinesen auf ihre Stäbchen.
- Trachten Sie jeden einzelnen Bissen *gründlichst zu kauen, einzuspeicheln, auszukosten, durchzuschmecken.* Dabei ist die Oberfläche der Nahrung so zu vergrößern, daß eine vielhundertfach vermehrte Angriffsfläche für die Verdauungssäfte zubereitet wird. Da-

durch wird jeder Bissen in der Mundhöhle zu einer Art Suppe verflüssigt, Sie werden früher satt, essen weniger und die Sättigung hält länger an. Eine so vorverdaute Nahrung wird besser in Kraft und Energie umgesetzt und der Verdauungsapparat entlastet. Als Hilfe können Sie anfangs auch Ihre Bissen zählen, wie *Horace Fletcher,* der alle seine schweren Leiden allein durch ideales Kauen ausgeheilt hat [[18]]. (Jeden Bissen *mindestens 50 x kauen!* So werden Sie auch zu einem langsamen Esser, was Sie als erstes Erfolgszeichen bewerten können.) *Gut gekaut ist halb verdaut!*

- *Anders genießen!* Bei dieser Eßkultur lernen Sie, das Essen in neuer Form zu genießen. Sie sollen vom bisherigen quantitativen zum qualitativen Genuß kommen, zu einem neuen Erlebnis!
- *Rechtzeitig aufhören* zu essen, d. h. sobald der Hauptappetit gestillt ist. Es stellt sich wenige Minuten nach dem Essen ein leichtes angenehmes Sättigungsgefühl ein. So werden Sie ein kleinerer Esser und kommen problemlos zu dem, was man im Volksmund FdH („Friß die Hälfte") bezeichnet. Und die allermeisten werden sich dadurch schon wohler und erleichtert fühlen!

Weitere Schonmöglichkeiten

- *Zwischenmahlzeiten,* die eingenommen werden, bevor die vorangegangene Mahlzeit im Magen richtig verdaut worden ist, belasten. Sie sollen genauso entfallen, wie alle Naschereien, Süßigkeiten, Knabbern während des Fernsehens, „Nachforschungen" im Kühlschrank usw. *Trinken Sie statt dessen* lieber oftmals bekömmliche Flüssigkeiten (siehe später)!
- *Verkleinern Sie das Abendessen* oder fasten Sie eine Zeitlang abends. 2–3 Tassen heißen Kräutertee, eventuell mit 1 Teelöffel Honig und einigen Tropfen Orangensaft angereichert, sodann löffelweise (!) eingenommen, stillen meist anhaltend ein etwaiges Eßbedürfnis. Notfalls nehmen Sie dazu einen winzigen Imbiß. So gehen Sie mit fast leerem Magen zu Bett, schlafen besser und wachen freier und leichter auf.
- *Meiden Sie schwer verdauliche, belastende Speisen,* fette Gerichte, Gebackenes, Schweineprodukte, besonders ballaststoffreiche Lebensmittel, wie z. B. schwere Vollkorngerichte.

Grundsätzliche Vorgangsweise während der Kur

Wenn vom *Mayr*-Arzt nicht anders verordnet:

1. Täglich morgens nüchtern ein viertel Liter warmes Wasser oder Kräutertee mit einem gestrichenen Teelöffel Bittersalz oder Karlsbader- oder Glaubersalz.
2. Danach Morgengymnastik oder sonstige Bewegung und Trockenbürsten (siehe Punkt 8).
3. Nach frühestens einer halben Stunde das Frühstück aus der jeweils verordneten Diät.
4. Nach frühestens fünf Stunden das Mittagessen der verordneten Diät.
5. Abends ein bis zwei Tassen Kräutertee (Fenchel oder Melisse, Lindenblüte, Anserine usw.) eventuell mit einem Teelöffel Honig und etwas Zitronensaft, löffelweise eingenommen!
6. Tagsüber, besonders vormittags **Trinkkur.** Oftmals dünngebrühten Kräutertee (pur) oder gutes Wasser oder stilles Mineralwasser trinken (Ausschwemmung der Schadstoffe).
7. Vor dem Mittagessen **Entspannungspause** oder falls möglich Niederlegen mit feuchter Wärmeauflage auf dem Bauch.
8. Morgens und abends Trockenfrottieren des ganzen Körpers, danach warm-heiß und kurz kalt duschen oder abwaschen, danach mit grobem trockenem Tuch warmreiben oder trockenbürsten (Entgiftung, Zirkulationsanregung).
9. Abends möglichst früh Schlafengehen, um ... mit feuchter Wärmeauflage auf dem Bauch.
10. Je kultivierter und disziplinierter Sie essen, kauen und einspeicheln, desto rascher werden Sie gesünder! Die Gewissenhaftigkeit der Kurdurchführung bestimmt Ihren Heilerfolg!

Mayr-Kur und seelische Regeneration

Gekränkte Seele – kranke Zelle

Das Ziel einer Reinigungskur ist die körperliche *und* die seelisch-geistige Regeneration. Neben der Reinigung von „Stoffwechselmüll" und Umweltgiften geht es um ein seelisches Ins-Reine-Kommen mit sich selbst und seinem Leben. Die Kurzeit ist eine segensreiche Wendezeit. Es ist die Zeit für die Befreiung vom Seelisch-Verbrauchten, Bedrükkenden und Hinunterziehenden, und die Zeit für innere Erneuerung. Erneuern heißt, sich seelisch mit positiven Inhalten und Zielsetzungen zu erfüllen, frische Zuversicht aufzubauen und hoffnungsvoll einer guten Zukunft entgegenzusehen.

Die Bedeutung der seelischen Vorgänge in uns wird meist gewaltig unterschätzt. In Wirklichkeit gibt es *nichts* im Körper, das sich nicht auf die Seele auswirkt – und umgekehrt – nichts Seelisches, das nicht der Körper zu spüren bekommt. Ein wesentlicher Teil unserer gesundheitlichen Probleme hängt eng mit der Psyche zusammen. Sorgen, Kümmernisse, Kränkungen, Ängste, Pessimismus, Fehleinstellungen, negativer Streß usw. machen uns schnell „seelisch sauer" und führen schnell zu fehlerhaften Verhaltensmustern, zu Verspannungen und Verkrampfungen, die sich auf die sogenannten Bezugsorgane auswirken:

Ein Teil aller *Rücken- und Wirbelsäulenprobleme* hängt mit einem – oft sich selbst zu schwer gemachten – Tragen und Ertragen seelischer Lasten zusammen; mit Belastungen, von denen es heißt: „Er hat zuviel auf dem Buckel, er muß zuviel mit sich herumschleppen."

Ein Teil aller *Magenprobleme* läßt sich auf das Hinunterschlucken von oft zu tragisch Genommenem, seelisch schwer Verdaulichem zurückführen. Es heißt: „Er hat zuviel in sich hineingefressen, zuviel hinunterzuwürgen."

Ein Teil der *Gallenprobleme* hängt mit einem – sich oft hineingesteigerten – explosiven Ärger zusammen. Man ärgert oder giftet sich zuviel. Es heißt vom Zornigen: „Die Galle läuft ihm über." Von Chol, Galle, kommt ja der Begriff „Choleriker".

Ein Teil der *Herzprobleme* hängt mit Herzeleid zusammen, mit Kränkungen und Kummer. Es heißt: „Das schlägt sich ihm auf das Herz, das bricht ihm noch das Herz.“

Und ein Teil der *Krebsleiden* ist Ausdruck eines schweren seelischen Leides, mit dem der Mensch einfach nicht fertig wird. Ein Leid, von dem man sagt: „Das bringt ihn noch ins Grab.“

So kommt der inneren Einstellung eine gesundheits- und lebensqualitätsentscheidende Rolle zu. Die Macht, an seinen Fehleinstellungen etwas zu ändern, liegt in jedem Menschen selbst und kann nur von ihm aufgebaut werden. Es ist die körperliche Reinigung während des Fastens, die einen solchen seelischen Aufbau beflügelt. Dies zeigen schon die

Traumerlebnisse der Fastenden

Zu Kurbeginn wird häufig über unangenehme bis erschreckend wüste Träume berichtet. Sie werden nach etlichen Tagen zunehmend freundlicher und nehmen schließlich einen angenehmen Charakter an oder werden nicht mehr registriert. Offensichtlich verarbeitet das Unbewußte des Fastenden während des Schlafes seelische Belastungen und böse Erinnerungen aus früherer Zeit, die er bislang verdrängt oder sonstwie noch nicht bewältigt hat. Solche Traumerlebnisse stellen wertvolle psychische Regenerationsvorgänge dar. Sie sind fast eine *„Psychoanalyse ohne Couch und Analytiker“.*

Fasteneuphorie

Auch im Tagesbewußtsein erzeugt die körperliche Reinigung entsprechende seelische Vorgänge. Während man bei Entgiftungskrisen leicht depressiv bis gereizt wird, geht die Entschlackung des Körpers bald mit dem Gefühl seelischer Befreiung, Unbeschwertheit und Fröhlichkeit einher. Es kommt oft zur sogenannten Fasteneuphorie, einem ansonst kaum bekannten, das ganze Sein erfassenden Glücksgefühl.

Heilkraft des positiven Denkens

Dein Auge kann die Welt
Trüb oder hell dir machen.
Wie du sie ansiehst,
Wird sie weinen oder lachen.
Friedrich Rückert

Die befreienden seelischen Vorgänge sollten nicht nur passiv erlebt werden. Man kann den guten Trend auch *aktiv* zu einer gezielten inneren Aufbauarbeit nützen. *Es gibt keine bessere Zeit und keine bessere Gelegenheit dazu, als während richtig durchgeführter Reinigungskuren!* Glücklich oder unglücklich sind wir in erster Linie nicht durch unsere Lebenslage, sondern durch unsere Einstellung dazu. Daher gibt es so viele materiell und gesundheitlich Reiche, die bitter arm, und so viele Arme, die beneidenswert reich sind. Wenn in der Bibel dem Sinne nach steht: *„Wenn du fastest, mache ein fröhliches Gesicht!"* So wird keine schauspielerische Leistung erwartet, sondern das aktive Aufbauen einer neuen Einstellung mit innerlicher Fröhlichkeit und Zuversicht. In der ersten Kurzeit sollte man zunächst alles Hinunterziehende, alle Sorgen und Kümmernisse aus seinem Bewußtsein verdrängen. Später, wenn man genügend Abstand gewonnen hat, wird man mit allen seinen Problemen viel besser fertig werden. Daher wende man sich zunächst nur erfreulichen und aufbauenden Gedanken zu und entwickle so die *„Heilkraft des positiven Denkens"*. Es ist ein Sich-Erfüllen mit erfreulichen Inhalten und Zielvorstellungen. Während „saure" und sonstige negative Gedanken, die uns erfüllen, magnetisch nur Übles anziehen, fördern positive Gedanken günstige Entwicklungen. Schon in der Bibel heißt es von dem, der sich von Sorgen und finsteren Gedanken beugen läßt: *„Der Gebeugte hat lauter böse Tage, der Wohlgemute hat allezeit Fest."*

Tatsächlich nimmt unsere Seele die Farbe unserer Gedanken an, und wirkt dementsprechend anregend-belebend oder säuernd bis lähmend auf viele körperliche Funktionen. Das Wohlgemutsein läßt sich üben, gerade während des Fastens, und ist ein Heilmittel ersten Ranges!

Religiöse Gesichtspunkte

„Der Glaube ist es, der die wahren Wunder wirkt."
Paracelus

Das religiöse Fasten hatte schon immer eine Doppelfunktion: Die körperliche Gesundung *und* die seelisch-geistig-religiöse Erneuerung. Es ging um die Reinigung vom seelisch „Unreinen", und um die Vertiefung des Glaubens durch vermehrte Hinwendung zum Göttlichen. All dies gilt heute noch, da Fasten aufnahmefähiger macht für höhere Empfindungen, Einstrahlungen, Offenbarungen, Impulse, Ideen. Daher gehören so eng zusammen:

- Fasten und beten,
- fasten und meditieren.
- Fasten und in sich gehen, sich selbst finden, sich erneuern, neue gute Vorsätze und Ziele fassen, das Leben, seine Zukunft innerlich positiv vorgestalten und veredeln. Und nicht zuletzt:
- mit sich selbst, mit Gott und der Welt in Harmonie zu kommen.

Dabei zeigt sich, daß die wichtigsten Ereignisse unseres Lebens nicht unsere lautesten, sondern unsere stillsten sind. Im Fasten kann man die Stille finden, und in ihr den Kontakt zu den höheren Quellen des Lebens. So ist es kein Zufall, daß jede Kulturreligion dieses Planeten, gleich in welchem Jahrtausend oder Jahrhundert, oder in welchem Erdteil sie gegründet wurde, das Fasten ihren Gläubigen zu ihrem Heile geboten hat. Bekannt ist das Fasten von *Moses* und anderen biblischen Propheten, von *Jesus, Buddha, Mohammed,* von den antiken Weisheitsschulen usw.

Und im Islam heißt es:
Was der Arzt nicht heilen kann, wird geheilt im Ramadan.

So wird sich die Einbindung innerer Stille, Einkehr und religiöser Erneuerung in das Fastengeschehen für alle segensreich auswirken, die sich dafür eröffnen wollen. Sie können in sich das Bibelwort verwirklichen:
Das Alte ist vergangen, siehe es ist alles neu geworden.

Fasten und Hungern

Auf der psychologischen Ebene liegt auch der Unterschied zwischen Fasten und Hungern. Hungern entsteht zwangsläufig bei Hungersnot, Katastrophen, Gefangenschaft usw.

Fasten ist hingegen ein freiwilliger Akt, getragen von bejahender innerer Einstellung, mit Freude und Zuversicht. Während der Hungernde bald schlapp, schwach und elend wird, trabt der Fastende auch nach wochenlanger Kur beschwingt durch die Gegend mit fröhlichem Gesicht.

Psychische Festigkeit

Die Rolle der psychischen Einstellung zeigt sich auch bei Entgiftungskrisen, bei denen manche plötzlich beginnen, herumzunörgeln und herumzugiften, alles depressiv schwarz in schwarz zu sehen und sich krank und elend zu fühlen, etwa nach *Eugen Roth:*

„Zwei Dinge trüben sich beim Kranken
a) der Urin b) die Gedanken."

Wer sich aber so rasch fallen läßt, hat noch nicht die rechte Einstellung gewonnen. Es ist eine Aufgabe des Fastenden, in solchen, meist rasch vorübergehenden Stunden, zuversichtliche Haltung und innere Festigkeit zu bewahren. Wie eng Fasten und innere Festigkeit zusammengehören, unterstreicht das Wort Fasten, das aus dem Mittelhochdeutschen kommt und „sich festigen" und „Festigkeit gewinnen, Festigkeit entwickeln" bedeutet. So ist die Fastenkur eine moralische Herausforderung, eine Charakterkur, die den ganzen Menschen diszipliniert, festigt und stärkt. Die Entscheidung liegt auch hier auf der psychischen Ebene!

Innere Erneuerung

Im uralten chinesischen Weisheitsbuch I GING heißt es:
„Wenn Krankheiten nicht heilen, ist es leicht, die Schuld nur bei anderen zu suchen. Man muß kraftvoll daran gehen, Ordnung zu schaffen und beginne beim eigenen ICH."

Und an anderer Stelle:
„Der Mensch kann den Wolken am Himmel nicht gebieten, wohl aber den Wolken im eigenen Gemüt!“

Hier sind grundlegende Aufgaben für viele angesprochen. Es gilt die glückliche Gelegenheit der Reinigungskur wahrzunehmen, um innere Ordnung und Harmonie herzustellen, und das Wohlgemut-Sein in sich aufzubauen. Wer morgen eine frohe heile innere Welt haben will, muß heute beginnen, sie sich zu errichten. Mit Recht heißt es im Zen:
„**Jetzt** – ist die einzige Zeit zu wirken!“

Wer dazu neigt, ängstlich zu sein, schwarz zu sehen oder am Sinn des Daseins zu verzweifeln, der meditiere nur den Satz des Weisen:
„Frage nicht mehr nach dem Sinn des Daseins, sondern frage dich, wie dein Dasein durch dich selber Sinn erhalten könne! [20]

Positive Autosuggestionen

Für die Sinngebung seines Lebens benötigt jeder Mensch Klarheit über seine Hoffnungen, Wünsche und Ziele. Dazu soll er sich klare Bilder oder Visionen seiner Zukunft gestalten und wiederholt vor Augen führen:

Das Bild einer strotzenden Gesundheit, einer glücklichen Ehe, eines erfolgreichen Berufes, Meisterung der Probleme usw. Ein solches „mentales Bauen“, d.h. das Gestalten positiver Zielbilder, bereichert das Leben mit machtvollen Aufbauimpulsen, mit Freude und Sinngebung. Sie wirken bis tief in das Unterbewußtsein hinein und treiben die glückliche Verwirklichung dieser Ziele voran. Man bedenke:

Glück und Erfolg sind in uns – oder nirgends!

Und wir allein können sie verwirklichen. Eine entscheidende Rolle spielen dabei unsere Selbstbeeinflussungen oder Autosuggestionen. *Bô Yin Râ* schreibt: „Denke stets Armut und Not, und Armut und Not werden nicht auf sich warten lassen, – fürchte stets irgend ein Ungemach, und das Mißgeschick wird sich mit Sicherheit an Deine Fersen heften!"

„Sieh aber in der trübsten Stunde noch immer Deine Sache nicht als verloren an und sie wird Dir niemals verloren sein, Du wirst sicherlich in Bälde einen Ausweg finden! [21]!"

Jeder durchgefühlte positive Gedanke ist eine hilfreiche Autosuggestion. Ihre Wirkung kann man durch Anwendung sogenannter Vorsatzformeln verstärken. Solche Formeln spricht man sich selber wiederholt vor und mobilisiert damit eigene, im Unterbewußtsein brachliegende Kräfte, die dann das gute Gelingen mit oft unglaublicher Vehemenz vorantreiben [22, 23]. Sicherlich benötigt nicht etwa jeder Fastende solche gezielte Autosuggestionen, aber es gibt sehr viele, die sich von ihrer „seelischen Übersäuerung" befreien können und erst dank systematischer Anwendung solcher Aufbauimpulse einen Durchbruch erzielen; einen Durchbruch durch verschiedene heilungshemmende Psychobarrieren. Diese sind meist als Folge von Fixationen an unglückliche Erlebnisse, an Mißlingen, an Selbstzweifel, Dauerfrustrationen oder als Zweifel an der eigenen Gesundung entstanden. Von den zahlreichen individuell auszuwählenden Vorsatzformeln seien hier als Beispiele angeführt (nach Coué) [24]:

- *Es geht mir – mit jedem Tag – in jeder Hinsicht – immer besser und besser…*

oder

- *Nur guter Mut – alles wird gut…*

oder

- *Ich kann es – ich schaffe es – es ist leicht…*

Die „bewußte Autosuggestion" hat ein breites Anwendungsspektrum und ist leichter erlernbar als das Autogene Training [22, 23]. Für unglaublich viele Menschen hat sie sich schon als außerordentlich hilfreich bewährt.

Mit Recht erklärte schon *Emile Coué,* der die Methode der bewußten Autosuggestion entwickelt hat: *„Fast jede Krankheit ist heilbar, aber* *nicht jeder Kranke"*. Die Entscheidung liegt oft allein an der inneren Einstellung, der Autosuggestion oder am Glauben an gutes Gelingen. Ohne Glauben an Gelingen gibt es kein Gelingen! So gilt auch hier das Wort von *Bô Yin Râ:*

„Du selber bist der Magnet für Dein Wohl und Wehe!" [[21]]

Neuorientierung der Ernährungsweise

„Wir können uns durch das tägliche Essen krank machen oder auch stärken und gesund erhalten."

Paracelsus

Diese Neuorientierung findet am besten im Anschluß an die Intensivdiät mit der *Kurausleitung* statt. Nach der strengsten Form der *Mayr*-Kur, dem Teefasten, geht man rechtzeitig (laut Arzt) auf die Milchdiät über und von dieser in behutsamen Schritten, nach und nach, auf immer weniger schonende Kostformen. Den häufig verwendeten Begriff „Fastenbrechen" lehnen wir ab, da es nicht auf „Brechen" ankommt, sondern auf einen sanften Übergang, auf ein allmähliches *Ausleiten* aus der Kur. Besonders günstig sind dabei die schmackhaften Gemüsesuppen auf Kartoffelgrundlage, die sogenannten Basensuppen; im weiteren Pellkartoffeln, gedünstete Feingemüse und leicht bekömmliche Getreidegerichte aus Hafer, Maisgrieß, feinstgemahlenem Dinkel, Hirse usw. mit Kräutersaucen oder sonstigen basenspendenden Lebensmitteln kombiniert (siehe später). Dabei kann man schon während dieser Ausleitungsphase das *Säure-Basen-Verhältnis* der Nahrungsmittel berücksichtigen lernen. Falls man z.B. das tierische Eiweiß, das säurespendend ist, jetzt nicht meiden soll (Arzt fragen!), kommen auch Quark, Frischkäse, Hüttenkäse, weiches Ei, Rinderschinken, Putenbrust, magerer Fisch (wie Forelle), Huhn ohne Haut usw. in Betracht. Man soll aber solche Säurespender stets mit Basenlieferanten kombinieren, d.h. etwa mit Milch oder Basensuppe oder Kartoffeln, Gemüsen, Garten- und Wildkräutern.

Wichtig in dieser Phase ist auch die *Beachtung eigener Bedürfnisse* in der Auswahl der Nahrungsmittel. Durch die Intensivdiät werden ja die naturgegebenen Nahrungsberater, die Instinkte, zu neuem Leben erweckt, so daß man gerade in der Kurausleitung lernen kann, sie wieder zu beachten und dadurch zu erfahren, was der Körper nun benötigt. (Sollten die Instinkte jedoch von früher her noch immer so fehlprogrammiert sein, daß sie nicht einmal bei eindeutig ungesunden Gerichten Ablehnungsgefühle anzeigen, etwa bei fetten Schweinebraten, übersüßten Mehlspeisen usw., so sind sie schon degeneriert und können nur durch wiederholtes längeres Fasten reaktiviert werden.)

Die bewährteste Kostform zwischen Intensivdiät (Fasten, Milch-Semmel) und Dauerkost ist die *Milde Ableitungsdiät*[19]. Sie ist als Ausleitungskost durch einige Wochen einzunehmen und stellt danach eine gute *Grundlage für die anzuschließende Dauerkost* dar. Man braucht sie nur mit lebendiger Kost, Salaten, etwas Obst, feingemahlenen Vollwertgetreiden, kaltgeschlagenen Ölen, Butter, Nüssen usw. anzureichern und zu erweitern, und zwar immer so, wie es den Verträglichkeiten und Bedürfnissen des Einzelnen entspricht.

Während im Verlauf der Intensivdiät Schonung und Monotonie als Heilfaktoren notwendig sind, gilt es nach Kurabschluß weiteres Schonen zu meiden. *Ständige Schonkost würde langfristig zur Verweichlichung und Überempfindlichkeit führen.* Aber auch das Gegenteil, nämlich eine belastende, besonders grobe, allzu reichlich rohe und schwer verdauliche Kost ist nicht zu empfehlen. Viele Anhänger der *Vollwertkost* essen heute allzu schwere grobe Vollkorngerichte und *mehr* an Rohkost als ihr Verdauungssystem richtig verarbeiten kann. Sie glauben, damit ihrer Gesundheit zu nützen und merken es oft jahrelang nicht, trotz starker Blähungen und ungeformter breiig-gäriger Stühle, daß sie damit mehr Schaden als Nutzen anrichten.

Was ist die ideale Dauerkost?

Dazu sei festgehalten: eine allgemeingültige Idealkost gibt es natürlich nicht. Dr. *Mayr* zitierte gern den Volksspruch:
Die Kost, die dem Schmied bekommt, die zerreißt den Schneider!

Die bestmögliche Dauerkost hängt von Konstitution, Verdauungskraft und körperlicher Leistung ab, und ist daher individuell sehr verschieden.

„Idealkost“ ist immer Individualkost.

Die vielen Schriften über „gesunde Ernährung“ und die Verheißungen der jeweils modernen Ernährungsapostel, die detaillierte Rezepte für jedermann verbreiten, ohne die individuell so variable Verdauungsgesundheit, Verdauungsfähigkeit und Verstoffwechslungskraft zu berücksichtigen – so als wäre diese bei jedem gleich – sind bestenfalls mit größter Skepsis zu betrachten. Mit aller Deutlichkeit hat *Mayr* darauf hingewiesen, daß die *Ernährung des Menschen ein Produkt aus zwei Faktoren ist, nämlich des Faktors Nahrung und des Faktors Verdauung*. Daher muß es schiefgehen, wenn man nur den *einen* Faktor, nämlich die Nahrung und ihre Werte berücksichtigt, und nicht erkennt, daß diese Werte uns nur dann zugute kommen können, wenn sie vom anderen Faktor, also von der Verdauung, richtig verarbeitet werden. Schon vor zweieinhalb Jahrtausenden hat *Hippokrates* geraten:

Was du leicht verdauen kannst, DAS ISS!
Und was du nicht leicht verdauen kannst, DAS ISS NICHT!

Und 1797 hat es der große Arzt *Hufeland* nochmals auf den Punkt gebracht:
Der Mensch lebt nicht von dem, was er ißt, sondern nur von dem, was er (richtig) verdaut!

Eine wirklich hilfreiche Neuorientierung der Ernährung nach der Kur kann daher *nicht* beginnen mit: „Iß möglichst viel Rohkost, Korn, Kraut und Kohl!", sondern mit: Lerne richtig essen und vermeide die von *Mayr* beschriebenen „**Kardinalfehler der Ernährungsweise**".

Diese heißen in bezug auf das Essen:
1. *Zu schnell* (schlecht gekaut und eingespeichelt).
2. *Zu viel* (größere Menge als benötigt).
3. *Zu oft* (Zwischenmahlzeiten, Naschereien)
4. *Zu schwer* (schwer verdaulich, übersäuernd, Eiweißmast, Rohkost-**über**konsum).
5. *Zu spät* (üppiges Nachtmahl vor dem Schlafengehen).

Anstelle dieser Kardinalfehler sollten treten:
1. Die Eßkultur nach *Mayr*.
2. Das rechte Maß.
3. Geregelter Eßrhythmus.
4. Bedarfsgerechte Kostauswahl (Was soll man essen?)
5. Verdauungsförderliche Kostzubereitung.
6. Gesundheitspflege durch Trinken

Die Eßkultur nach *Mayr*

Prima digestio fit in ore. (Die erste Verdauung geschieht im Munde.)

Wenn es im Alltag auch schwerfallen und nicht immer gelingen mag, die schon auf S. 57 beschriebene „Eßkultur" exakt einzuhalten, jeden Bissen gründlichst zu kauen usw., so bemühen Sie sich bitte dennoch, sie so weit als irgend möglich zu realisieren. Es ist besser, *weniger* richtig zu essen, als *mehr* hinunterzuschlingen. In Zeitnot sollte man lieber langsam essen und früher aufhören, als den Organismus unnötig zu belasten. Die Eßkultur nimmt eine Schlüsselstellung für die gesamte Neuorientierung der Ernährungsweise ein. Sie ist für jedermann wertvoll, besonders aber für *Verdauungsgestörte, Magen-, Darm-, Leber-, Gallenschwache, für Über- und Untergewichtige und für alle mit Risikofaktoren!*

Das rechte Maß

Beherrschtheit in der Kost ist die Mutter aller Heilmittel.
Mohammed

Wer die Eßkultur konsequent einhält, kommt problemlos auf seine individuelle von ihm tatsächlich benötigte Eßmenge. Bedenken Sie, daß jedes *Zuviel* schädlich ist. Auch jedes *Zuviel* an Obst, an Körnern, an tierischem Eiweiß usw.! Hüten Sie sich vor Ernährungsaposteln mit ihrem: „Du kannst gar nicht genug Rohkost essen, nicht genug Vitamine usw.!" Schon *Paracelsus* lehrte, daß die *Menge* („Dosis") allein entscheidet, ob etwas von Nutzen ist oder von Schaden (= „Gift!"). Paracelsus: „Eine jegliche Speise und ein jegliches Getränk, wenn es über seine Dosis eingenommen wird, so ist es Gift." Essen Sie auch vom Wertvollsten nur ausreichend und nie übermäßig viel!

Schon die Römer sagten: Plenus venter non studet libenter! – Mit vollem Bauch studiert man schlecht! Das stimmt für den durch *Zuviel*-Essen überladenen Magen. Er macht die „postprandiale Müdigkeit", das

Absacken großer Blutmengen in den überfüllten Bauchraum. Dadurch wird das Hirn blutleer und macht müde, schlapp und schläfrig. Ein ansonsten unnötiges Mittagsschläfchen wird erstrebt.

Müdigkeit und Kopfleere nach dem Essen sind Charakteristika für *Zuviel*. Konsequente Eßkultur nach *Mayr* kräftigt die Sättigungsreflexe und fördert rechtzeitiges Aufhören. Rechtzeitiges Aufhören findet statt, wenn man einige Minuten *nach* dem Essen eine angenehme leichte Sättigung verspürt und ein Aktivitätsplus empfindet.

Die „Deutsche Gesellschaft für Ernährung" hat der Bevölkerung empfohlen, sich „vielseitig, abwechslungsreich und knapp" zu ernähren. Der Bundesbürger beachtet die beiden ersten Teile dieser Empfehlung mit deutscher Gründlichkeit. Aus aller Welt werden sogar die ausgefallensten (= unnötigen) exotischen Gerichte tonnenweise herbeigekarrt. Aber der 3. Teil der Empfehlung, das „knapp" wird ignoriert. Solange dies der Fall ist, wird sich der Trend im Gesundheitszustand der Wohlstandsbevölkerung weiterhin abwärts entwickeln. Eine unabdingbare Aufgabe zur Neuorientierung der Ernährungsweise ist daher die *„Pflege des halbvollen = halbleeren Bauches"*. Sie wird durch das „knapp", d. h. durch rechtzeitiges Aufhören mit dem Essen erzielt. Hier sei an *Maimonides* erinnert: „Man ziehe seine Hände vom Essen, solange noch Appetit vorhanden ist!"

Geregelter Eßrhythmus

Die Voraussetzung zur Einnahme einer Mahlzeit ist ein angenehmes „gesundes" Hungergefühl. Es verrät, daß der Magen wieder leer ist und bereit zu neuer Nahrungsaufnahme. Ohne Hunger sollte man nie essen! Statt dessen ist zu warten, bis sich Hunger einstellt, auch wenn einmal eine Mahlzeit übersprungen werden müßte. Normalerweise spielt sich ein gut geregelter Eßrhythmus leicht ein, bei dem sich vor der nächsten Nahrungsaufnahme der gesunde Hunger meldet.

Dr. *Mayr* empfahl:

„Frühstücke wie ein König,
Mittagesse wie ein Bürger,
Abendesse wie ein Bettler."

Die Eßpausen zwischen den Mahlzeiten betragen dabei 4 – 5 Stunden. Das ist die Zeitspanne, die der Magen zumeist benötigt, um das vorherige Essen entleert und sich für neuerliche Nahrungsaufnahme vorbereitet zu haben. Anstelle von Zwischenmahlzeiten sollte reichlich „allgemein bekömmliche Flüssigkeit" getrunken werden. Bei Kindern und heranwachsenden Jugendlichen, besonders für lange Schulzeiten, ist eine Zwischenmahlzeit zweckmäßig, etwa ein Frühstücksbrot (z. B. Knäcke) mit 1 Apfel oder anderem Obst. Bei sehr schlanken, untergewichtigen Personen mit großer Verdauungsschwäche, also mit ausgeprägter Enteropathie, Eingeweidesenkung usw. soll der individuell günstigste Rhythmus gefunden werden. Bei diesen Personen können eventuell auch kleine (!) Zwischenmahlzeiten hilfreich sein. Voraussetzung dafür ist aber, daß die Hauptmahlzeiten so verkleinert werden, daß auch vor der Zwischenmahlzeit Eßbedürfnis auftritt. Dieses Eßbedürfnis freut sich auch über bescheidenste einfache Speisen und unterscheidet sich deutlich vom sogenannten Gusto, dem Kitzel des verwöhnten Gaumens des Vernaschten nach immer wieder zu erneuernder Lustbefriedigung.

Viele Personen klagen über quälenden *Heißhunger*, den „Nüchternschmerz" zwischen den Mahlzeiten. Er zwingt sie zu wiederholten Zwischenmahlzeiten. Heißhunger ist ein Krankheitszeichen, das bei Übersäuerung des Magens auftritt und vermehrte Insulinausschüttung provoziert. Nach 2 – 3 Tagen Milchdiät nach *Mayr* ist es völlig verschwunden. Es bedarf aber zur endgültigen Ausheilung einer regulären *Mayr*-Kur.

Bedarfsgerechte Kostauswahl (Was soll man essen?)

> „Eure Nahrungsmittel sollen Heilmittel – und eure Heilmittel sollen Nahrungsmittel sein!"
>
> *Hippokrates*

Der Mensch ist ein Omnivore, ein Gemischtesser. Er weist Gebiß und Darmlänge der omnivoren Tiergattungen auf und besitzt nicht die für reine Pflanzenfresser erforderlichen Verdauungseinrichtungen wie Blätter-, Netz-, Labmagen oder den Pansen der Wiederkäuer. Der

Mensch kann sich allerdings im Laufe von Generationen weitgehend an Extremsituationen anpassen. Dadurch überleben die am Polarrand lebenden Eskimos, die sich zwangsläufig fast nur von Fleisch, Fisch und Fett ernähren (Carnivoren). Die in Tropenwäldern hausenden Indianer hingegen sind vorwiegend Fruktivoren, die vor allem von Früchten, Wurzeln und Pflanzen leben. Die dem Menschen im allgemeinen gemäßeste Ernährungsform ist aber eine vernünftige gemischte Kost ohne extreme Einseitigkeiten. Tatsächlich haben auch nur die ohne solche Einseitigkeiten gemischtessenden Völker (Omnivoren) höher entwickelte Zivilisationen, Techniken und Kulturen hervorgebracht (*Pirlet*[11]). Dies schließt aber kürzer- bis längerfristiges Weglassen tierischer Nahrungsmittel, insbesondere von Fleisch keineswegs aus, was im übrigen den meisten überernährten und viel zu viel tierisches Eiweiß essenden Wohlstandsbürgern auf einige Zeit nur zu empfehlen wäre.

Unsere *Dauerkost* soll natürlich alles beinhalten, was der Mensch benötigt: Eiweiße, Fette, Kohlenhydrate und Vitalstoffe in ausreichender Menge. Außerdem soll sie folgende Eigenschaften aufweisen:
a) einfach und leicht bekömmlich,
b) hochwertig und schmackhaft,
c) vielseitig und ausgewogen im Säure-Basen-Verhältnis.

a) einfach und bekömmlich (leicht verdaulich)

Nach der Reinigungskur kommt man erst so richtig „auf den Geschmack". Ganz einfache, möglichst naturbelassene Lebensmittel munden nun köstlicher als kompliziert zubereitete frühere Leibspeisen, Schleckereien usw. Man merkt deutlicher denn je, wie gut einfach zubereitete frische Salate schmecken, Pellkartoffeln, Butterbrote aus Vollwertmehl mit Apfel oder Radieschen, Tomate usw. Die kalorienreiche, üppige und vielfach totgekochte Kost, die übliche bürgerliche Küche, besonders die übersäuernde Gasthausküche, der schädliche fast alltägliche Fleisch-, Wurst oder Eierkonsum, die süßen „Seelentröster" usw. widersprechen der Einfachheit. Wer einfach lebt und einfach ißt, lebt bekömmlicher und gesünder.

Zeichen von Unbekömmlichkeit sind: Müdigkeit nach dem Essen, Luftaufstoßen, Sodbrennen, Völlegefühl, aufgetriebener Leib, Blähungen, breiige Gärungsstühle oder penetrant riechende Fäulnisstühle.

Die Bekömmlichkeit einzelner Nahrungsmittel ist von Person zu Person ebenso verschieden wie deren Verdauungskraft. Außerdem spielen noch Lebensweise, körperliche oder geistige Arbeit, Leistung an frischer Luft, Sauerstoffaufnahme usw. eine große Rolle. Wenn es heißt:

Nach dem Essen sollst du ruhn
oder tausend Schritte tun –

so besteht kein Zweifel, daß nur die tausend Schritte (oder mehr) nach den Mahlzeiten zu empfehlen sind!

b) hochwertig und schmackhaft

Der Qualität der Nahrungsmittel kommt heute vermehrte Bedeutung zu, da Auslaugung der Böden, Umweltgifte, Chemiedüngung, Haltbarmachung der Lebensmittel usw. ihren biologischen Wert häufig in erschreckendem Ausmaß vermindert haben. Eine Folge davon sind heute zunehmend auftretende **Mangelzustände**. Der Bedarf an lebensnotwendigen Vitalstoffen wird oft nicht mehr ausreichend gedeckt. Besonders in der Wachstumsphase des Jugendlichen, in der Schwangerschaft, beim Stillen, bei Streß, nach Infekten, nach Operationen, in der Rekonvaleszenz usw. kommt es immer öfter zu Defiziten an Vitaminen, Mineralien, Spurenelementen, hochungesättigten Fettsäuren, Duft- und Aromastoffen.

Auch *Alkohol-, Nikotin-* und *Koffeinmißbrauch* führen zu Defiziten, besonders an Mineralien. *Zucker* und *Süßwaren* wirken als „Vitamin-B- und Mineralstoffräuber". Und alles, was die Ausscheidungsorgane übermäßig antreibt, besonders alles, was weiche gärig-breiige Stühle macht und *Zuviel* ausschwemmt, bewirkt Verluste an Mineralstoffen.

Diese fallen sozusagen ungenutzt durch den Rost. Das gilt besonders für *Zuviel* an *Rohkost,* vor allem an *Früchten, Fruchtsäften und Kompotten,* aber auch für schwere *Vollkornspeisen,* Vollkornbrote, 6-Korn-Gerichte usw., falls sie den Darm reizen und Breistühle erzeugen; oder falls sie so ungenügend verdaut werden, daß sogar ganze Körner nahezu unverdaut mit dem Stuhl abgehen. Viele Leute glauben zwar dennoch, sich die Vitalstoffe des Vollkorns zuzuführen, sie erzielen damit aber eher das Gegenteil, nämlich einen Minuseffekt durch Verluste.

Daueranwendungen von *Abführ-, Entwässerungs-* oder manchen *Herzmitteln,* von *Blutdrucksenkern* und verschiedenen *Antirheumatika* können ebenfalls zu Mangelzuständen führen, besonders von Kalium.

Viele solche Defizite werden nicht erkannt oder falsch gedeutet. Oft entziehen sie sich einer genauen Diagnostik, weil der Körper lange Zeit von seinen Reserven zehren kann. So ist ein Kalziummangel oft lange nicht festzustellen, weil der Kalziumspiegel im Blut unauffällig bleibt, während der Körper die fehlenden Kalziummengen aus dem Skelett abbaut. So wird der Mangel oft erst nach Jahren bei Knochenbrüchen oder sonstigen Symptomen der Osteoporose (Knochenentkalkung) entdeckt.

Zuviel salzen mit *Kochsalz* kann wieder das Verhältnis zwischen Natrium und Kalium derart zum Nachteil des Kaliums verschieben, daß bei normalen Kaliumwerten im Blut in der Zelle Kaliummangel auftritt.

Alle diese Defizite entstehen nur langsam, über Jahre und gehen lange Zeit ohne Symptome einher oder nur mit wenig charakteristischen Beschwerden. Bei stärkeren Defiziten können sich zeigen:

- *Bei Kaliumdefizit:* Muskelschwäche („ich komme die Treppen schlecht hoch"), Herzmuskelschwäche bis Herzkrämpfe, Herzrhythmusstörungen, beschleunigter Puls, Darmträgheit, Ödeme und besonders häufig *Krampfzustände,* vor allem der Gesäß- und Beinmuskulatur, ischiasähnliche Beschwerden beim Liegen, Gebärmutterkrämpfe vor der Regel (prämenstruelles Syndrom).
- *Bei Magnesiumdefizit:* übersteigerte *nervliche Reizbarkeit bei Belastungen, erhöhte Streß-Reagibilität,* allgemeine Nervosität, Mangeldurchblutung des Herzens mit Rhythmusstörungen, *Krampfzustände* im Magen-Darm-Trakt, auch Krämpfe im Nacken, Schulter- und Gesichtsbereich. Heute weiß man vom Magnesium, daß sein Mangel oft durch anhaltenden negativen *Streß* verursacht wird, aber auch durch *Alkohol*-Konsum, weil Alkohol die Magnesium-Ausscheidung über die Nieren steigert (Hypermagnesiurie). Da auch Kalium im Nervenstoffwechsel eine wichtige Rolle spielt, werden bei anhaltender Nervenerregung und negativem Dauerstreß Kalium und Magnesium in der modernen Antistreßtherapie als medikamentöse Vorbeugungsmaßnahme erfolgreich angewendet. („Der Manager ist die Krone der Erschöpfung.")

- *Bei Kalziumdefizit:* nervös-muskuläre Übererregbarkeit, *Gliederziehen,* Nackensteife, *Wirbelsäulenschwäche, Kalkverarmung der Knochen,* Bänderschwäche, Allergieneigung, Haarausfall, Nägelbrechen, Zahnschäden.

Etwaige Defizite an wichtigen Mineralstoffen, vor allem an Kalium und Magnesium melden sich während des Fastens. Sie werden sozusagen aus ihrem Versteck hervorgeholt und zeigen sich meist in Form ziehender Krampfschmerzen in Gesäßbacken oder in Ober- und Unterschenkeln, besonders während des Liegens. Seltener treten Herzbeschwerden auf. Diese Symptome werden gerne als Argument gegen Fasten mißbraucht. In Wirklichkeit treten sie aber nur *dann* auf, wenn schon *vor* dem Fasten ein latenter Mangel bestanden hat, der nun offenkundig wird. Das ist von Vorteil für den Betroffenen, weil er so erfährt, daß er – vielleicht schon lange – im Defizit gelebt hat und nun für die Zukunft vorsorgen kann.

Wenn zum Fasten nicht schon vorbeugend Mineralien (Basenpulver usw.) verabreicht werden, so lassen sich etwaige, während des Fastens auftretende Mangelsymptome durch Zufuhr des Fehlenden rasch beseitigen. Jedoch sind für die Zukunft die Ursachen zu beheben. Selbstverständlich ist auf möglichst *gute Qualität der Kost* zu achten, mit Bevorzugung biologisch angebauter Lebensmittel, und auch auf *Bescheidenheit beim Abendessen,* da über Nacht die Verdauungstätigkeit stark eingeschränkt ist, so daß bei abendlichem *Über*konsum mit vermehrten Zersetzungsvorgängen und Vitalstoffverlusten zu rechnen ist. Daher heißt es nach fernöstlicher Weisheit: „Das Nachtmahl schenke deinem Feind!"

Die Bekömmlichkeit und Verwertbarkeit unserer Kost läßt sich außerdem um so mehr steigern, je schmackhafter das Essen aussieht, riecht und schmeckt. Man ißt sozusagen auch mit den Augen und der Nase und kann schon auf diese Weise die Sekretion der Verdauungssäfte und die Produktion an Fermenten wesentlich beleben.

c) Vielseitig und ausgewogen im Säure-Basen-Verhältnis

Da die Kost alles beinhalten soll, was der Organismus benötigt, sind einseitige Ernährungsformen *längerfristig* nie zu empfehlen. An Stelle der heute vorherrschenden Fleisch-Fett-Zucker-Weißmehl-Salz-Alkohol-Kost sollte die Küche mehr laktovegetabil ausgerichtet sein, wobei *Gemüse* aller Art, *Kartoffeln, Salate,* leicht bekömmlich zubereitete *Getreidegerichte,* Milch, Wildkräuter, vollwertige Fette (kaltgeschlagene Öle, Butter) und etwas Obst im Vordergrund stehen, während das säureliefernde tierische Eiweiß, d.h. Fleisch, Fisch, Wurstwaren, Eier und Käse weniger und seltener als heute allgemein üblich konsumiert werden sollten. Die bei der Mehrzahl der Konsumenten vorherrschende „Eiweißmast" *(Wendt),* die zur Verschlackung mit Risikofaktoren führt, möge nach der Entschlackungskur keine Neuauflage erfahren. Auch die gesundheitsbelastenden Nahrungsmittel Zucker und zuckerhaltige Kost, Weißmehlprodukte, Konserven und Industriekost sollten grundsätzlich gemieden werden.

Bei der Auswahl und Zusammenstellung der Gerichte erweist sich die Berücksichtigung eines ausgewogenen Säure-Basen-Verhältnisses als weitere wichtige Gesundheitsmaßnahme (siehe später).

Tab. 3 [25]

Kaliumreiche Nahrungsmittel:	
Gemüse:	Sojabohnen**, weiße Bohnen**, Erbsen**, Linsen*, Meerrettich*, Kartoffeln, Feldsalat, Löwenzahn, Möhren
Getreide:	Roggen*, Weizen*, Gerste, Grünkern, Hafer, Mais, Buchweizen, Pumpernickel, Knäcke-Simonsbrot
Nüsse:	Pistazienkerne**, Haselnuß*, Walnuß
Pilze:	Pfifferling*, Champignon, Steinpilz
Früchte:	Avocado*, getrocknete Datteln*, getrocknete Rosinen*, Banane, Melone
Fische:	Forelle, Heilbutt, Hering

* **reichhaltig**
** **sehr reichhaltig**

Magnesiumreiche Nahrungsmittel:

Gemüse:	Sojabohnen**, Bohnen*, Erbsen*, Petersilie, Salat, Meerrettich, Kartoffeln
Getreide:	Hirse*, Mais*, Vollreis*, Roggen*, Weizen*, Grünkernkorn*, Hafer*, Gerste, Buchweizen, Graham-, Pumpernickel-, Simons-, Steinmetzbrot
Nüsse:	Haselnuß*, Walnuß*, Pistazienkern*, Erdnuß*
Früchte:	Banane, getrocknete Rosinen
Sonstiges:	Emmentaler, Milch 1,5 %, Kakao**

Kalziumreiche Nahrungsmittel:

Milchprodukte:	Kuhmilch*, Joghurt*, Sahne*, Emmentaler**, Parmesan**, Camembert, Speisequark
Gemüse:	Sojabohnen**, weiße Bohnen*, Schnittlauch*, Meerrettich*, Löwenzahnblätter*
Getreide:	Hafer, Roggen, Weizen, Knäcke-, Pumpernickel-, Simonsbrot
Nüsse:	Haselnuß**, Pistazienkerne*, Walnuß
Sonstiges:	Pfifferling, Datteln getrocknet, Rosinen getrocknet

Eisenreiche Nahrungsmittel:

Gemüse:	weiße Bohnen**, Sojabohnen**, Linsen**, Schnittlauch**, Erbsen*, Spinat*, Löwenzahnblätter, Feldsalat, Meerrettich
Getreide:	Hirse*, Buchweizen, Gerste, Grünkern, Vollreis, Roggen, Weizen, Knäckebrot*, Pumpernickel, Simons-, Steinmetzbrot
Nüsse:	Pistazienkerne**, Haselnuß, Walnuß
Sonstige:	Pfifferling*, Butter, Hühnerei, getrocknete Datteln, Muskelfleisch

* reichhaltig
** sehr reichhaltig

Verdauungsförderliche Kostzubereitung

„Laßt die Nahrung so natürlich wie möglich."
W. Kollath

Dieser vielzitierte Satz muß ergänzt werden durch:
„... *aber macht sie so bekömmlich wie nötig!*"

An erster Stelle steht die Bekömmlichkeit, erst an zweiter die Erhaltung der biologischen Substanzen, weil letztere uns nur dann zugute kommen können, wenn sie der Körper richtig aufnimmt. So kann etwa das hochwertige unzerkleinerte volle Korn eines schweren Vollkornbrotes niemandem nützen, wenn es weitgehend unverdaut mit dem Stuhl abgeht oder im Darm vergoren wird. Läßt man das Korn jedoch in Feinsteinstellung in der Getreidemühle mahlen und verzehrt es frisch, z. B. im Müsli, dann wird es besser verdaut und leichter vom Körper aufgenommen.

Durch richtiges küchentechnisches Zubereiten, Zerkleinern, Mahlen, Kochen, Braten, Grillen, Keimen usw. kann man viele Nahrungsmittel bekömmlicher machen und die Kontaktmöglichkeit für die Verdauungssäfte enorm vergrößern. Dadurch kommen oft viel mehr wertvolle Substanzen in das Blut, als im naturgegebenen Zustand.

Mit Recht betont Prof. *Pirlet*, daß das Ausmaß der bakteriellen Zersetzungsprozesse im Darm auch davon abhängt, ob die Nahrung küchentechnisch gut aufbereitet wurde oder ob alles in roher Form konsumiert wird[[11]]. Die Rezepte der Milden Ableitungsdiät dienen als Anregung für verdauungsförderliche Kostzubereitung [[19]].

Der Mensch hat vor 400 000 Jahren das Feuer entdeckt und die Möglichkeit, viele Nahrungsmittel weicher, schmackhafter und bekömmlicher zu machen. Ohne Feuer und Mahltechnik kann man sich die zivilisatorische Entwicklung der Menschheit nicht vorstellen.

Gesundheitspflege durch Trinken (s. S. 102)

3. Teil

Gesundheitspflege – Selbsthilfemaßnahmen

Ernährungsweise aus der Sicht des Säure-Basen-Haushaltes

> „Es gibt im menschlichen Organismus kaum ein Organ, Gewebe oder Funktionselement, das nicht durch Übersäuerung gestört oder geschädigt werden kann, und das nicht durch Entsäuerung wieder gebessert würde."
>
> Dr. med. *Berthold Kern* [42]

Dr. *Mayr* hat sich zu seiner Zeit dank großartiger Heilerfolge durch seine entschlackende und entsäuernde Kur nicht mit den Details des Säure-Basen-Gleichgewichts eigens beschäftigen müssen. Heute ist aber die Auseinandersetzung mit dieser Thematik unvermeidbar geworden.

Umweltgifte, saurer Regen, Chemiedüngung und andere moderne „Errungenschaften" wirken auf unsere wertvollste Nahrung, die pflanzlichen Lebensmittel, vielfach auslaugend und biologisch entwertend. Der Basengehalt, die basenbildenden Mineralien der Pflanzenkost, werden dadurch empfindlich vermindert. Außerdem hat die Motorisierung eine *Bewegungsarmut* bei der Mehrzahl aller Bürger verursacht und damit eine lebenswichtige Entsäuerungsmöglichkeit des Menschen eingeschränkt: Es wird nämlich ohne ausreichende körperliche Bewegung an frischer Luft zu wenig tief geatmet und damit weniger Kohlen*säure* ausgeschieden, als der Körper benötigen würde.

Außerdem: Anhaltender *negativer Streß, Ärger, Kränkungen, Infekte* und die Mehrzahl der üblichen *chemischen Medikamente wirken sich* als säurebelastende Faktoren aus.

Der menschliche Organismus benötigt ohne Zweifel sowohl Säuren wie Basen. Während es aber extrem selten zu einer „Überbasung" (Alkalose) kommen kann, ist beim heutigen Zivilisationsmenschen eine

Übersäuerung einiger Gewebebezirke (Gewebsazidose) sehr verbreitet. Außer den zuvor schon genannten Ursachen der Säurebelastung spielt auch die *Ernährung* eine wesentliche Rolle.

Die Durchschnittskost des Wohlstandsbürgers zeigt leider ein starkes Überwiegen der Säurebildner, d. h. jener Nahrungsmittel, die im Körper sauer verstoffwechselt werden.

Dazu gehören Fleisch, Fisch, Eier, Käse und Kohlenhydrate. Es übersäuern auch ständiges *Zuviel*-Essen, Bohnenkaffee (Kaffeesäuren), Alkohol, Süßwaren, Industriegetränke (Cola) und Fruchtsäfte (siehe später!).

Was geschieht bei Säure-Überschuß?

Unser Blut muß ständig ein konstantes Säure-Basen-Gleichgewicht aufrecht erhalten. Es liegt bei einem leicht basischen Wert (pH 7,4). Wenn aber zu viele Säuren in das Blut gelangen, dann werden diese Säuren sofort durch eine eigene Basenreserve, die stets im Blut vorhanden ist, abgepuffert. Überschüssige Säuren werden außerdem in die Ausscheidungsorgane (Nieren, Lungen usw.) transportiert, um rasch entfernt zu werden. Falls aber die Basenreserven des Blutes zu knapp geworden sind und die Ausscheidungsorgane nicht mehr alle überschüssigen Säuren ausschwemmen können, dann schiebt das Blut seine Säureüberschüsse in die Gewebe ab. So können solche Säuren in das Grundgewebe gelangen, in Fettdepots, in Muskel, Sehnen, Nervenscheiden oder in Gelenke, aber auch in andere Gewebebezirke, in denen sich „wilde Mülldeponien" schaffen lassen.

Eine lokale Übersäuerung entsteht auch leicht bei Überbeanspruchung, Strapazen usw. der Muskulatur. Sie tritt als Muskelkater in Erscheinung. Gleiches gilt für den *Herzmuskel:*

Kommt das Herz in den Zustand des Sauerstoffmangels wie durch starke Überforderung, Dauerstreß, Rauchen oder bei nervlich-seelischen Belastungen (Aufregungen, Kränkungen, Schock), dann muß es, um weiterarbeiten zu können, auf einen sauerstoffarmen Reserve-Notfallstoffwechsel umschalten. Bei diesem „anaeroben Ersatzchemismus“ entsteht aber fortlaufend Milchsäure, die das Gewebe ansäuert. Hält der Sauerstoffmangel des Herzens länger an, dann führen solche Übersäuerungen, ähnlich wie bei Muskelkater zu Säurebeschwerden, zu Herzdruck, Herzstechen und Herzschmerzen.

> Viele Menschen leiden unter „unklaren“ Herzbeschwerden, die nur auf Säurebelastung des Herzmuskels zurückzuführen sind.

Diese Beschwerden können sich schließlich bis zu Stenokardie- oder Angina pectoris-Anfällen mit Todesangst und Vernichtungsempfindungen steigern. Extreme Übersäuerung führt dann zur Säurekatastrophe, zum Herzinfarkt. Nach dem Kardiologen und Säure-Basen-Forscher *Kern* können Herzinfarkte überhaupt nur dann auftreten, wenn schon *vor* ihrem Ausbruch die befallenen Gewebebezirke einer massiven Säurebelastung unterlegen sind. Dies gilt auch für Schlaganfälle. Dr. *Kern*: „Durch rechtzeitige Entsäuerungsmaßnahmen werden Schlaganfälle und ihre Vorstufen ebenso sicher und beglückend verhindert, wie Herzinfarkte und ihre Vorstufen[41].“

Tatsache ist, daß ein stark übersäuertes Milieu in bestimmten Gewebebezirken die Entstehung der verschiedensten Leiden fördern kann, insbesondere *Entzündungsprozesse* und *Schmerzzustände*. Nach Auffassung der Säure-Basen-Forscher besteht bei der überwiegenden Zahl aller chronischen Zivilisationsleiden eine Säurebelastung bestimmter Gewebe. Und daher kann eine Ausheilung oder zumindest Besserung solcher Leiden viel eher erzielt werden, wenn (zusätzlich zu anderen Therapien) die Säurebelastung beseitigt und der Säure-Basen-Haushalt in das Gleichgewicht gebracht wird. Dazu hilft die *Mayr*-Kur! Nach den Erfahrungen des Verfassers kann sie in der heutigen Zeit bei vielen Fällen durch zusätzliche gezielte Entsäuerungshilfe sehr wirkungsvoll ergänzt werden (siehe später!).

Jedes andauernde *Zuviel* an Säuren wirkt sich ganz allgemein auf den Organismus so ungünstig aus, wie ständiger saurer Regen auf die

Pflanzenwelt. Besonders in Mitleidenschaft gezogen werden alle Drüsen des Organismus, die basische Sekrete erzeugen. Dazu gehören die Speicheldrüsen, die Leber und die Bauchspeicheldrüse, die Dünndarmdrüsen und die Prostata.*

Als häufige Folgen der Übersäuerung können auftreten:

- Entmineralisierung mit Zahnverschlechterung (Karies), Bindegewebeschwäche, Gefäß- und Organschäden, Knochenentkalkung, Faltenbildung der Haut, Gelenkveränderungen.
- Erhöhte Entzündungsbereitschaft, verminderte Abwehrkraft.
- Vorzeitige Alterungsprozesse.
- Seelisches „Sauerwerden" mit Reizbarkeit, Nervosität, Depressionen. (Seelische Fehleinstellungen, negative Autosuggestionen, Kränkungen usw. führen leicht zu Verkrampfungen und Mangeldurchblutung bestimmter Organe, die dann weniger Sauerstoff erhalten und wie das Herz übersäuert werden. Als Folge kommt es dann zum seelischen „Sauerwerden".)

Was sind sauer und basisch wirkende Nahrungsmittel?

Seit den Forschungen von *Ragnar Berg* zu Anfang des Jahrhunderts unterscheidet man sauer und basisch wirkende Nahrungsmittel. Die Einteilung wurde nach dem Gehalt an Mineralstoffen vorgenommen.

Als *säureüberschüssig* gelten Nahrungsmittel mit vorwiegend nichtmetallischen Mineralstoffen wie Phosphor, Chlor, Schwefel, Kieselerde; und als *basenüberschüssig* solche mit vorwiegend metallischen Mineralstoffen wie Natrium, Kalium, Kalzium, Magnesium, Eisen.

Es wirken aber nicht etwa diese Mineralstoffe an sich sauer oder basisch, sondern bestimmte Verbindungen, die sie im Körperstoffwechsel eingehen. Säuren spalten in wäßriger Lösung Wasserstoff-Ionen ab, Basen Hydroxid-Ionen.

* Das Prostatasekret soll basisch sein (pH 7,5 – 8). Nur im basischen Milieu ist die Beweglichkeit der Samenzellen optimal. Ansonst wird die Fruchtbarkeit vermindert und die Tendenz zur Prostataentzündung, -vergrößerung und evtl. krebsigen Entartung gesteigert.

Es gibt zahlreiche Listen über säure- und basenspendende Nahrungsmittel, nach denen sich sehr viele Personen buchstabengetreu ernähren. Sie machen dies aber meist fehlerhaft, da sie nicht erfahren, daß die Auswirkung der Nahrungsmittel nicht allein von der chemischen Struktur abhängt, sondern auch vom Menschen selbst: von seiner Eßweise, Eßmenge, Verdauungskraft und körperlichen Bewegung. Den Hauptfehler verursacht die völlig unbeachtete

Umkehrwirkung der Basenspender

Jedes basenspendende Lebensmittel, besonders alle leicht verderbliche gärungsfreudige Kost wie Obst, Kompott, Fruchtsäfte, verändert ihre Wirkung auf den Organismus, sobald sie schlecht gekaut und in zu großer Menge verzehrt wird. Das *Zuviel* wird im Darm vergoren und führt zur oft massiven Bildung von *Säure* (und außerdem giftigen Fuselalkoholen). Während sich z. B. eine reife Birne meist noch als wertvoller Basenspender auswirkt, werden mehrere Birnen, auf einmal gegessen, im Darm der meisten Konsumenten zu starken Säurespendern umgewandelt. Auf den Listen steht aber nur „Birnen = basisch". *Die Nahrungsmenge, die richtig verstoffwechselt wird, ist von Person zu Person enorm verschieden! Je schwächer die Verdauungskraft, desto geringer ist die noch richtig verarbeitete Nahrung!* Und desto eher kommt es zur Umkehrwirkung eines Basenspenders zum Säurelieferanten.

Wer einmal diese Zusammenhänge verstanden hat, der erkennt auch den verhängnisvollen Irrtum vieler Ernährungslehrer, hochwertige gärungsfreudige Lebensmittel in *unbeschränkten* (!) Mengen zu empfehlen, ja sogar zu suggerieren, man könne gar nicht genug davon verzehren. Da auf diese Weise viele vermeintliche Basenesser sehr oft übersäuert werden, braucht man sich nicht zu wundern, daß so viele strenge Roh- und Vollwertköstler nicht als Vorbilder, sondern sehr oft mißgelaunt, frostig, dünn und ausgemergelt, blaß oder mit blau-roten Wangen und Nasen wie Alkoholiker in Erscheinung treten.

> Je hochwertiger ein Lebensmittel, desto ungünstiger eine zu große Menge davon!

Weitere Irrtümer

Bei der Mehrzahl der üblichen Säure-Basen-Listen werden die *sauren Früchte,* insbesondere die Zitrusfrüchte, Zitrone, Grapefruit, Orange, als Basenspender angeführt. Es heißt, daß Zitrus- und alle Fruchtsäuren, auch Essigsäuren, auf Grund ihres Mineralgehaltes basisch wären. Sie würden ja in den Zellen zu Kohlendioxyd und Wasser verbrannt werden, so daß keine Säuren, sondern nur basenbildende Minerale zurückbleiben. Diese Auffassung mag für den basenreichen Vollgesunden stimmen, nur trifft man diesen heute kaum mehr an. Bei allen anderen aber wirken diese Säuren, und damit alle sauren Früchte, deren sauren Geschmack wir schon im Mund verspüren, vor allem in größerer Menge, mehr als Basenräuber denn als Basenspender. Denn ehe diese Säuren über den Blutkreislauf in die Zellen zur Verbrennung gelangen, entziehen sie schon *zuvor* zumindest zum Teil den ohnehin meist basenverarmten Verdauungssäften Mineralstoffe wie Kalzium, Magnesium usw. und vergrößern das Basendefizit („Säure verjagt Mineralien!"). Wie schnell das geht, kann man schon nach Genuß gut gekauter saurer Früchte merken, wenn sich danach die Zähne wie „stumpf" anfühlen – eine Folge des sofort eintretenden Mineralentzuges! Auch *Sauermilch* und ihre *Produkte,* wenn *in größerer Menge* und ständig konsumiert, dürften sich bei den meisten mehr als Säure- denn als Basenspender auswirken.*

Je gesünder der Darm, desto eher wird er kleine Mengen von Obst-, Milch- und Apfel-Essigsäuren basisch verstoffwechseln. Je schwächer, blähungsfreudiger usw. der Verdauungstrakt ist, desto schlechter wird er solche organische Säuren verarbeiten. Bei ihrem regelmäßigen Konsum ist mit Ansteigen des Basendefizites zu rechnen.

---

* Der Milchsäureapostel Dr. *Kuhl* erlag mit 64 Jahren dem Schlaganfall, einer typischen Folge der Übersäuerung, und der Apfelessigapostel *Jarvis,* der Autor des bekannten Buches „5 x 20 Jahre leben" konnte seine Verheißungen nicht erfüllen und wurde nicht älter als *Kuhl!*

Glaesel [33] berichtet von einem Schweizer, der nach Florida übersiedelte und auf Grund der angeblichen Basenwirkung reichlich Grapefruits verzehrte. Als Folge begannen seine Zähne zu zerfallen und Rheuma trat auf. Erst als er keine Zitrusfrüchte mehr konsumierte, verschwanden die Schmerzen, die Zähne waren jedoch nicht mehr zu retten. *Glaesel: „Die biochemischen Vorgänge im menschlichen Organismus lassen die Verbrennungen der Obstsäuren nur noch teilweise oder gar nicht mehr zu, wenn zu viel Obst gegessen wird."*

Auch *Alkoholika,* würde man sie wie Zitrusfrüchte, allein nach ihrem Mineralgehalt beurteilen, wären als basenüberschüssig zu bewerten. In Wirklichkeit wirken auch sie sich im Körper als Säurespender aus.

Daß durch Zersetzung der gärungsfreudigen lebendigen Kost im Darm außer Säuren auch noch Fuselalkohole entstehen, wurde bereits angeführt [11, 12]. Aus der Tierwelt ist das Beispiel wilder Elefanten bekannt: wenn sie die Früchte des afrikanischen Marulabaumes in großen Mengen verzehrt und danach Wasser getrunken haben, beginnen sie volltrunken zu randalieren und in der Umgebung alles kurz und klein zu schlagen.

Als man in Österreich für Autofahrer die Null-Promille-Alkohol-Grenze zur Diskussion stellte, machten Laborärzte auf die Möglichkeit der Erhöhung des Blutalkoholspiegels durch Rohkostvergärung im Darm aufmerksam, so daß auch ohne Alkoholkonsum der Alkohol-Blutspiegel über die Nullgrenze steigen kann.

Wer die bisherigen Irrtumsquellen über Säure-Basen-Listen der Nahrungsmittel verstanden hat, wird auch die nachfolgende Säure-Basen-Tabelle nur als ungefähre Orientierungstafel auffassen, deren Gültigkeit von persönlichen Faktoren (Eßweise, Darmzustand usw.) abhängig ist.

Es gibt aber nur bei basischen Lebensmitteln eine Umkehrwirkung zu Säurespendern. Säurebildende Nahrung wird auf jeden Fall sauer verstoffwechselt!!

Säure-Basen-Tabelle der Nahrungsmittel[19]

Tab. 4

I. Säurewirkung durch

a) Säurelieferanten (Sie führen Säuren zu oder lassen sie im Stoffwechsel entstehen wie Harnsäure.)

Fleisch: Geflügel, Wild, Würste, Speck, Innereien, Rindsuppe (Bouillon), Fleischextrakt;

Fisch (am wenigsten Lachs); Weichtiere (Muschel, Schnecken), Krustentiere (Krabben, Hummer).

Käse, Quark.

Ei, Eierspeisen.

Hülsenfrüchte, insbesondere Linsen, Erbsen (Ausnahme: Sojabohnen sind basisch).

Sonstige: Erdnüsse, Spargel, Rosenkohl, Artischocken, Senf, Essig.

Bohnenkaffee (Kaffeesäure!), *Alkohol*, besonders Likör, am wenigsten Bier, kohlensäurereiche Getränke, Sekt.

b) Säureförderer durch Basenentzug („Basenräuber")*

Fabrikzucker, Süßigkeiten, Konfekt, Schokolade, Speiseeis usw.

Getreide, Weißmehl und Weißmehlprodukte, Gebäck, Teigwaren, Nudel, Makkaroni, Kuchen usw.; auch Vollwertgetreide, Vollkornbrot, Grau- und Schwarzbrot, Vollreis, Buchweizen, Roggen, Gerste, Weizen. Am wenigsten säuernd: Hirse (= neutral), Dinkel, Mais, Haferflocken.

Fette und Öle (nur falls gehärtet, raffiniert), Konsummargarine, billige Salatöle.

Industriekost, alle durch industrielle Bearbeitung, Haltbarmachung, Sterilisierung veränderte oder mit chemischen Zusätzen versehene Nahrungsmittel, Konservenpräparate, Industrie- und Limonadengetränke.

Saures Obst, saure Beerenfrüchte, Zitrusfrüchte, Früchtetee, Fruchtsäfte.

II. Basenwirkung durch

Basenspender (Sie führen Basen zu oder lassen im Stoffwechsel Basen entstehen bzw. puffern Säuren ab.)

Kartoffel, besonders Pellkartoffel (nicht Pommes frites!)

Milch, Vorzugsmilch, Rahm, Sahne.

Blattgemüse, Salate, Mangold, Spinat, Endivien, Zichorie, Sellerie.

Wurzelgemüse, Karotten, Radieschen, schwarzer Rettich, Rüben, Petersilwurzel (alles, was in der Erde wächst ist besonders basisch).

Gemüse und Gemüsefrüchte, Gurke, Kürbis, Melone, Blumenkohl, Kohlrabi, Kraut, Kichererbsen, Paprika, auch Sellerie, Zwiebel, Knoblauch, Kastanien, Sojabohnen, Gemüsesuppen, Oliven.

Obst (nur wenn voll ausgereift, nicht sauer schmeckend und nur in kleinen Mengen verzehrt), Apfel, Birne, Pfirsich, Beerenobst, des weitern Dörrobst (getrocknete Feigen, Rosinen, Korinthen), Banane.

---

* Solche Nahrungsmittel gehen im Körper Verbindungen mit basisch wirkenden Substanzen ein und beseitigen ihre basische Wirkung.

Gewürz- und Wildkräuter (einheimisch), Dill, Sellerie, Kresse, Schnittlauch, Majoran, Thymian, Rosmarin, Salbei, Origano; Löwenzahn, Brennessel u. a.
Sonstiges: Melasse, Blut, Pilze, Kokosnüsse, Haselnüsse, Mandeln (Mandelmilch), Eidotter, Lecithin.
Mineralwässer basisch (Kohlensäure aussprudeln). Milde, nicht sauer schmeckende Heilpflanzentees, schwarzer Tee in kleiner Menge

III. Nahrungsmittel im Säure-Basen-Gleichgewicht
Wasser, naturbelassene, kaltgeschlagene Fette und Öle, gute Butter, Hirse, Sauerkraut.

Sinnvolle Kombination der säure- und basenspendenden Kost

Kombinieren Sie säurespendende Kost tunlichst mit Basenspendern! Meiden Sie die Kombination mehrerer säurespendender Nahrungsmittel miteinander! Essen sie also zu Fleisch oder Fisch Kartoffeln, Gemüse, Salat usw., aber nicht Teigwaren wie Nudeln, Spätzle und auch nicht Reis!

Ganz verkehrt ist die heute übliche Gasthauskost und die neue französische Küche (Nouvelle cuisine). Dabei wird fälschlicherweise alltäglich Fleisch oder Fisch serviert, noch dazu in zu großen Mengen, oft mit weiteren Säurespendern kombiniert, und mit Gemüseportionen, die im Verhältnis viel zu klein sind. Wenn der Salat (basisch) auch noch mit Weinessig (sauer), billigem Salatöl (sauer) und Zucker (sauer) angemacht wird, verstärkt er außerdem die übersäuernde Wirkung der Mahlzeit.

Gute Kombination

Fleischgerichte Fisch Wurstwaren Eierspeisen Käse Quark	SAUER + BASISCH	Gemüsesuppe (Basensuppe) Salate Kartoffeln Gemüse Gemüsesauce mit Rahm Gewürzsauce Frischkräuter

Gute Kombination

Getreidegerichte wie		Gemüsebrühe
Buchweizenauflauf		Basensauce mit Rahm
Dinkelfrikadelle		Basensuppe
Haferschnitzel	SAUER + BASISCH	Wurzelgemüse, Frischkräuter
Maisauflauf		Salate
Reisspeisen		Gemüsefrüchte
Saures Obst		Sojasauce
		Apfelcreme mit Schlagrahm

Schlechte Kombination

Fleischgerichte		Rinderbrühe (Bouillon, Consommé)
Fisch		Teigwaren, auch Vollwertteigwaren
Wurstwaren		Spätzle usw.
Eierspeisen	SAUER + SAUER	Reis, auch Vollwertreis
Käse		Gebäck, Kuchen u. a.
Quark		Süßspeisen
		Sauermilch in größerer Menge
		Saures Obst

Schlechte Kombination

Weißmehlprodukte wie		Rinderbrühe
Semmelknödel,		Fleisch- und Wurstwaren
Nudeln		Eier
Spaghetti usw., Reis		Käse, Quark
Weißbrot, Semmeln	SAUER + SAUER	Bohnenkaffee
Süßspeisen		Colagetränke, Limonaden
Fertig-Pudding		Fruchtsäfte
(Vollwert)-Kuchen		Wein, Schnaps
Torten		

Tab. 5.: Kostzusammenstellung*

Frühstück			
FALSCH		RICHTIG	
Weißgebäck	sauer	Knäckebrot oder selbstgebackenes Brot	sauer
Konsummargarine	stark sauer	Butter	neutral
Käse oder Wurst	stark sauer	1 Birne oder 1 Apfel	basisch
Konservenaufstrich	stark sauer	Milch (mit Malzkaffee)	basisch
hartes Ei	sauer	Haferflocken- oder Frischkornmüsli mit Apfel, Trockenfrüchten und Milch	neutral bis leicht basisch
Marmelade	stark sauer	Kräutertee	basisch
Bohnenkaffee mit Zucker	stark sauer	mit etwas Honig	sauer
		etwas (!) Orangensaft	sauer
Mittagessen			
FALSCH		RICHTIG	
Rindsuppe (Fleisch-	stark sauer	Gemüsesuppe	basisch
bouillon) mit Nudeln	sauer	Rindfleisch	stark sauer
Rindfleisch	stark sauer	Pellkartoffeln	stark basisch
mit Reis	sauer	Kräuter-Basensauce	basisch
Salat mit Konsumessig und billigem Öl	sauer	Salat mit	basisch
		Apfelessig und	sauer
Torte oder Pudding	stark sauer	kaltgeschlagenem Öl	basisch
mit Fruchtsirup	stark sauer	Kastaniendessert	basisch
		mit Schlagsahne	basisch

* Nach *Rauch/Mayr:* Milde Ableitungsdiät. Karl F. Haug Verlag, Heidelberg. Darin weitere Anregungen über Basenkombinationen, leicht bekömmliche Vollwertgetreidespeisen usw.

Konsequenzen und Ergänzungen

- Unsere Kost soll reicher an Basenbildnern als an Säurebildnern sein.
- Säurebildner sind durch eine größere Menge an Basenbildnern auszugleichen.
- Raffinierte Kohlenhydrate wie Zucker, Weißmehlprodukte, werden zu Recht als biologisch „leere Kalorienträger" bezeichnet. Sie sind

ebenso Säurespender wie Vollwertgetreide. Sie werden aber sehr rasch, sozusagen schubweise in das Blut aufgenommen und belasten dadurch den Säure-Basen-Haushalt mehr als das nur langsam resorbierte Vollwertgetreide. Letztes ist durch seinen hohen Gehalt an Vitalstoffen biologisch viel wertvoller, soll aber durch richtige Zubereitung möglichst leicht aufschließbar gemacht werden (z. B. Mahlen in Feinsteinstellung, einweichen, keimen lassen usw.) und nicht mit anderen Getreidesorten im gleichen Gericht gemischt werden, da es sonst zu schwer verdaulich wird und zu stark säuern würde. Säurespendende Vollwertprodukte sollen stets mit einem Basenbildner (Gemüse, Salat, Frischkräuter, Rahm, Banane, Trokkenfrüchte, etwas Obst usw.) kombiniert werden.

- Mais, Dinkel, Haferflocken, Hirse in richtiger Zubereitung sind besonders wertvolle, relativ leicht verdauliche, relativ sehr wenig säuernde Getreidearten.
- Voll*wert*brote wie Knäcke, Graham, selbstgebackene Brote aus feinstgemahlenem Vollwertmehl sind meist viel bekömmlicher als schwere Voll*korn*brote [26].
- Naturbelassene, kaltgepreßte Öle mit hoch ungesättigten Fettsäuren sind für alle Kaltanwendungen, Salate, Aufstriche und zum Nachfetten beim Servieren gekochter Speisen als wertvolle Energiespender regelmäßig und *nicht sparsam* zu verwenden. Sie machen nicht dick und werden meist sehr gut vertragen.
- Butter gehört zu den wertvollsten Fetten, sie ist leicht verdaulich und stellt eine gute Ergänzung zu den kaltgepreßten Ölen dar. Der Cholesteringehalt der Butter ist zu vernachlässigen, da man ohnehin keine großen Buttermengen verzehren kann [25]. Die Anti-Butter-Strategie ist verkehrt, Butter enthält auch Stoffe, die u. a. der Produktion von Sexualhormonen dienen.
- Rohgemüse, insbesondere Wurzelgemüse (Karotten, rote Rüben, Petersilie usw.) sind wertvolle, leicht verdauliche und starke Basenspender. Sie gehen schwerer in Gärung über als Früchte und werden mengenmäßig besser vertragen.
- Die üblichen Rinderbrühen (Bouillon, Consommé) sind Harnsäurespender. Wenn sie Weißmehlprodukte beinhalten wie Nudeln, Nokkerl usw., verstärkt sich die Säurewirkung. Basische Suppenkräuter (Petersilie usw.) und Gemüseeinlagen (Karotten usw.) wirken abschwächend. Am besten sind Basensuppen.

Abhilfe gegen Übersäuerung

> „Auf Entsäuerung berichten die Kranken oft beglückende Besserung: kein Schwindel mehr, Benommenheit und Kopfdruck sind behoben, das Gedächtnis arbeitet wieder frischer, die Stimmungslage wird fröhlicher, der Bewegungstyp ist wieder agiler, ‚jugendlicher‘, geistige Regsamkeit und ‚Aussehen‘ sind verbessert, ‚an Leib und Seele prima‘, die zuvor Kranken fühlen sich bisweilen ‚verjüngt‘ ..."
>
> Dr. med. *B. Kern* [43]

Die Übersäuerung wird erfolgreich bekämpft durch:

1. *Jede Intensivdiät* (Fasten oder Milchdiät nach *Mayr*). Sie wirkt grundlegend entlastend – entschlackend – entsäuernd.
2. *Vermeidung der Kardinalfehler* der Ernährungsweise mit Pflege der Eßkultur und Pflege des halbvollen Bauches! Damit wird auch die säuernde Darmgärung weitgehend ausgeschaltet. Jedes *Zuviel* übersäuert!
3. *Umstellung der Ernährungsweise mit Bevorzugung der basenbildenden und Einschränkung der säurebildenden Kost.* Sinnvolle Speisenkombination von säure- und basenbildenden Nahrungsmitteln.
4. *Reichliches Trinken an bekömmlichen Flüssigkeiten, besonders an bitteren (basischen) Heilpflanzentees* [35] *und basischen Mineralwässern.*
5. *Mehr Bewegung an frischer Luft,* d.h. mehr Kohlen*säure*-Ausatmung über die Lungen *(entscheidender Faktor der Säure-Basen-Regulation!)*
6. *Entsäuerung über die Haut* (Trockenbürsten, Wechselduschen, Baden, Schwimmen, sonstige Wasseranwendungen, Sauna, Schwitzen usw.)
7. *Bewußte positive Lebenseinstellung, gezielte positive Autosuggestion* [22, 23] („saure" Gedanken machen den Stoffwechsel sauer!)
8. *Gezielte und kontrollierte Basentherapie*

Die gezielte und kontrollierte Basentherapie

Die Voraussetzung dieser Basentherapie ist die konsequente Durchführung der zuvor angeführten 7 Abhilfemaßnahmen gegen Übersäuerung. Erst wenn diese nicht ausreichen, ist die ärztlich kontrollierte Basentherapie *zusätzlich* zu empfehlen. Dabei ist als erstes die Frage zu klären:

- *Bestehen meßbare Hinweise für Übersäuerung?*
  Man kann sich in der Apotheke ein Universal-Indikatorpapier besorgen (z.B. Neutralit Merck, Art. Nr. 9533), von dem man einen Streifen 2–3 Sekunden lang in die zu prüfenden Körperflüssigkeiten eintaucht (Speichel, Urin, Schweiß, Tränenflüssigkeit, Sekrete usw.). Das Ergebnis ist sofort an der Farbskala abzulesen. Auf diese Weise kann man auch den Säuregrad von Getränken überprüfen (Mineralwasser, Kräutertee, Alkoholika usw.).

- Der *Speichel* (nicht unmittelbar nach dem Essen gemessen) soll leicht basisch sein (also über pH 7). Nur im basischen Speichel wird das Speichelferment Ptyalin wirksam und nur der basische Speichel kann Zähne und Zahnfleisch gegen Säureschäden schützen (Zahnverfall, Karies, Parodontose). Die Mehrzahl aller Wohlstandsbürger weist heute zahlreiche Zahnreparaturen auf und gleichzeitig meist einen sauren Speichel! Der saure Speichel stellt neben den säurebildenden Süßigkeiten eine *Mitursache des allgemein verbreiteten Zahnverfalles* dar.*
  Während der basische Speichel wichtig für eine gesunde Verdauung und Gesunderhaltung von Zähnen und Zahnfleisch ist, weist der saure Speichel auf eine Säurebelastung zumindest der Speicheldrüsen hin.

- Der *Schweiß* (besonders leicht in der Sauna zu kontrollieren) widerspiegelt die Gewebesituation. Gewebe im Säure-Basen-Gleichgewicht haben den gleichen biologischen Neutralwert wie das Blut, nämlich pH 7,4. Zeigt der Schweiß auch bei wiederholter Kontrolle immer nur saure Werte an, dann weist dies auf eine *Säurebelastung* von Gewebeflüssigkeiten hin.

---

* 89 von 100 Schulanfängern haben kariöse Zähne!

● Die *Tränenflüssigkeit* soll ebenfalls den biologischen Neutralwert des Blutes aufweisen. Saure Tränenflüssigkeit ist eine Hauptursache für Bindehautreizung (Konjunktivitis) und Rötung der Augen. Sie spricht für *Säurebelastung* zumindest der Tränendrüsen.

● Die *Samenflüssigkeit* soll den pH-Wert von 7,5–8 aufweisen, ebenso die Muttermilch. Nur das Scheidensekret muß eine deutlich saure Reaktion zeigen (unter 4,5!). Menstrualblut muß basisch sein.

● Der *Urin* soll immer Tagesrhythmen mit wechselhaften Säurekonzentrationen aufweisen. Mit einer speziellen Untersuchungsmethode wies der große Säure-Basen-Forscher *Friedrich Sander* [28] auch nach, daß der Urin nach Verzehr einer vorwiegend säurebildenden Kost ein Überwiegen der ausgeschiedenen Säuren im Verhältnis zu den ausgeschiedenen Basen aufweist, während eine vorwiegend basenbildende Kost das Verhältnis zugunsten der Basen verschiebt. Zeigt der Harn jedoch ständig starkes Überwiegen der sauren Werte und keine wechselnden Tagesrhythmen, so spricht dies für eine *„Säurestarre der Gewebe“* oder *„latente Acidose nach Sander“*. *K. O. Glaesel* hat das Untersuchungsverfahren von *Sander* modifiziert, kommt aber auch mit seinem Verfahren zu den gleichen Resultaten[44].

Solche Meßwerte des Urins zeigen auf, wie sehr der für die Gesundheit des Menschen so wesentliche Säure-Basen-Haushalt ernährungsabhängig ist.

Für die komplizierte Beurteilung der Säure-Basen-Situation der Gewebe aus dem Urin ist das Indikatorpapier nicht geeignet, aber es reicht durchaus aus, um die notwendigen Hinweise für eine *gezielte Basentherapie* bei Übersäuerung zu liefern. Dabei kommt es darauf an, eine bestimmte Zeit hindurch soviel an basischen Substanzen (Basenpulver oder ähnliches) zuzuführen, daß die übersäuerten Gewebe nach und nach ihre Säureüberschüsse abgeben können. Dabei kommen nur Substanzen zur Anwendung, die sich normalerweise im Körper befinden, d. h. die für den Organismus keine Fremdstoffe darstellen. Da besonders über Nacht die Entleerung saurer Gewebeflüssigkeiten über die Nieren erfolgt, sollte die Basenzufuhr so dosiert werden, daß der Morgenurin ständig etwa auf den pH-Wert 7,5 kommt. Das entspricht dem erforderlichen Gleichgewichts-Sollwert des Blutes (7,4). Dazu wird je nach Empfehlung des Arztes eine der entsäuernden Elektrolytgemische (basenspendende Mineralmischungen) eingenommen.*

Der Verfasser beginnt jede Entsäuerungstherapie immer mit der individuell verordneten *Mayr*-Kur, bei der gleichzeitig das Basenpulver nach *Sander* (Rezept später) zusätzlich angewendet wird. Man nimmt davon einen gehäuften Teelöffel auf ¼ l – ½ l (Mineral-)Wasser, rührt kräftig um und erzeugt damit ein *„Basenmineralwasser"*. Es wird je nach Urinbefund ein- oder mehrmals täglich unabhängig von den Mahlzeiten getrunken. Man kann das Pulver beliebig stark verdünnen, so daß man sich vom etwas faden Geschmack nicht belästigt fühlt. Das Mineralwasser unterstützt dann die Entsäuerung durch die *Mayr*-Kur.

In bestimmten Fällen, vor allem bei chronischen Leiden, kann es auch nach der Kur weiterhin empfohlen werden, besonders dort, wo vielleicht schon seit Jahrzehnten Übersäuerungszustände bestehen oder wo Säureablagerungen wie Harnsäurekristalle sich in bestimmten Gewebebezirken förmlich eingemauert haben. Diese können durch eine einzige Entschlackungskur von wenigen Wochen meist nicht restlos aufgelöst und ausgeschieden werden. Daher ist je nach Fall die Dauer der ärztlich zu empfehlenden weiteren Einnahme des Basenmineralwassers sehr verschieden. Sie kann auch den Zeitraum bis zur nächsten Entschlackungskur betragen. Da ein stärker säurebelasteter Organismus oft ganz verschiedene Mineraldefizite aufweist, kann dann eines der schon angeführten Elektrolytgemische zusätzlich zum „Basenmineralwasser" als Ergänzung empfohlen werden. Gleichzeitig damit ist die Zufuhr des Basenmineralwassers so einzuschränken, daß der Morgenurin weiterhin den erwünschten pH-Wert von 7,5 beibehält. Ein Wert von pH 8 soll nicht überschritten werden.

Auf Dauer dieser Basenzufuhr können durch Entsäuerungsvorgänge vorübergehende *Reaktionen* von säurebelasteten Geweben wahrgenommen werden. Häufig sind ziehende bis leicht brennende Beschwerden in den Extremitäten, in Gelenken oder Weichteilen, auch starker Zungenbelag, vorübergehend wechselhaftes Befinden von Benom-

---

* z.B. Alkala, Minalka, Neukönigsförder-Mineraltabletten, Molat, Ottinger-Blutsalzkur, Ovocalcin forte usw.

menheit und besonderer Frische, wobei aber meist das Gefühl von vermehrter Lebensenergie, verbesserter Stimmungslage und Leistungsfähigkeit berichtet wird. Die meist schon während der *Mayr*-Kur reiner gewordene Haut kann weitere Reinigung und Straffung erfahren, Zähne und Zahnfleisch, Haare, Nägel, Bandscheiben, Gelenke zeigen meist günstige Veränderungen. Neue Karies ist kaum mehr zu befürchten. In allen Zweifelsfällen ist der Arzt zu befragen, der durch geeignete Unterstützungsmaßnahmen wie Heilkräuterkuren[35], homöopathische Kanalisationsmittel oder andere Therapien die Entsäuerungsvorgänge unterstützen kann.

Bei verschiedenen chronischen Beschwerdebildern und entzündlichen Prozessen lassen sich die Säureablagerungen oft leichter über die Haut als über die Nieren allein ausscheiden. Daher sind dann *Teilbäder* wie Fuß- oder Armbäder, oder auch *Vollbäder* zu empfehlen, am besten in Form der *Auslaugebäder* (siehe später), z. B. bei Nervenentzündungen, Ischias, Gelenkrheuma, Versteifungen, Wirbelsäulen-Bandscheibenleiden, Sudeck-Dystrophie usw.

Bei Erkältungen und Entzündungen der Nasenwege und Nebenhöhlen, Schnupfen, Schleimausscheidungen sind die Sekrete immer deutlich sauer! Dagegen kann man 2 Teelöffel Basenpulver und 1 Teelöffel Salz in ein Glas heißes Wasser geben und in die Nasenlöcher aufschnupfen. Durch Neigung des Kopfes nach vorne unten gelangt die heilsame basische Flüssigkeit auch in die Stirnhöhlen, worauf energisch und befreiend auszuschneuzen ist. Bei chronischen Nebenhöhlenprozessen empfiehlt sich dazu die Jala-Nasenspülkanne (Sanitätsgeschäft).

In allen Fällen, in denen eine chronische Säurebelastung (und damit gleichzeitig ein Basenmangel) in den Geweben besteht, ist die gezielte und kontrollierte Einnahme basischer Substanzen nicht als Einnahme eines Medikamentes aufzufassen, sondern als vom Organismus benötigte *Nährstoffergänzung*. Als Folge richtiger Entsäuerung erfährt nicht nur der übersäuerte Körper eine wohltuende Harmonisierung, auch die seelische Grundstimmung läßt eine Entsäuerung erkennen:

> Wer richtig entsäuert, ist psychisch und physisch nicht sauer!

Der regelmäßige Konsum von Gemüsebrühen, Basensaucen und Basensuppen unterstützt die Basenversorgung, wie z. B.:

*Gemüsebrühe**

100 g Sellerieknolle
100 g Petersilienwurzel
100 g Fenchelknolle
50 g Kartoffeln
30 g Lauch
Vollsalz/Vitam Hefewürze
2 Lorbeerblätter / 4 Wacholderbeeren und Pfefferkörner
2 l Wasser

Sehr klein geschnittenes Gemüse in einem Topf mit kaltem Wasser zustellen. Mit den Gewürzen etwa 20–30 Minuten lang köcheln lassen. Durch ein Haarsieb gießen und die Brühe mit wenig Salz und ca. ½ TL Vitam Hefewürze abschmecken.

Tip: Eine einwandfreie Gemüsemischung kann auch verpackt eingefroren werden. Dann mit kaltem Wasser zustellen.

Basensauce

100 g Kartoffeln geschält
ca. 300 g Gemüsebrühe
2–3 EL Rahm/Vollsalz/frisch ger. Muskatnuß
1 EL frische, feingewiegte Gartenkräuter

Kleingeschnittene Kartoffeln mit Gemüsebrühe weichkochen. Im Mixglas pürieren und mit Rahm, Salz, Muskatnuß und Gartenkräutern abschmecken. Wenn die Sauce zu dick ist, noch etwas Brühe dazugeben.

Basensuppe

150 g Kartoffeln geschält
100 g Sellerieknolle geschält
3/4 l Gemüsebrühe (oder Wasser mit Vitam Hefewürze)

---

* Nach Diplom-Diät-Küchenmeister *P. Mayr,* Gesundheitszentrum am Wörthersee.

1 EL Gartenkräuter/Vollsalz/Muskatnuß
2 EL Rahm oder Sauerrahm
20 g Butter/ 30 g Lauch

Kleingeschnittene Kartoffeln, Lauch und Sellerie in einem Topf mit Butter anschwitzen, mit Gemüsebrühe auffüllen, salzen und weichkochen. Im Mixglas zu einer nicht zu dicken Suppe mixen und mit Rahm, Kräutern und Muskatnuß gut abschmecken.

Zusammensetzung des Basenpulvers nach Sander:

Rp./

Natrium monohydrog. phos.
Kalium hydrogen. carb. $\overline{\text{aa}}$ 10,0
Calcium carbon. 100,0
Natrium hydrogen. carb. ad 200,0
MDS Basenpulver: 1 TL auf ¼ l Wasser

Gesundheitspflege durch Trinken

„Man versäume nie das Trinken. Das beste Getränk ist Wasser. Es ist ein Mittel zur Verlängerung des Lebens."
Chr. W. Hufeland (1762–1836)

Heute sind viele Leute stolz darauf, daß sie sich außer Bohnenkaffee und eventuell alkoholischen Getränken keine Flüssigkeit zuführen. Sie meinen, durch Trinken den Körper ohnehin nur zu belasten. Das Gegenteil ist der Fall. Der menschliche Organismus besteht zu zwei Dritteln aus Wasser und scheidet täglich rund 2–3 l Flüssigkeit aus. Dafür wird Ersatz benötigt, der außer der Flüssigkeit aus der Nahrung am besten aus „besonders bekömmlichen Flüssigkeiten" zu decken ist. Besonders bekömmliche Flüssigkeiten sind:

- gutes Trinkwasser
- dünn gebrühte Heilpflanzentees
- kohlensäure- und natriumarme stille Mineralwässer

Keineswegs so bekömmlich sind die Säurespender Bohnenkaffee, Industriegetränke und Alkoholika. Schwarztee ist in kleinen Mengen (1–2 Tassen) günstiger, aber auch nicht ideal. Im Gegensatz zu häufigen Behauptungen sind auch die üblichen unverdünnten Fruchtsäfte nicht zu empfehlen.

Warum keine Fruchtsäfte?

Fruchtsäfte sind Säurespender und gärungsfreudig. Durch ihren Mangel an Substanz (Fruchtfleisch) werden Weitertransport und Weiterverdünnung im Magen-Darm-Trakt nicht angeregt. Deshalb bleiben sie dort länger liegen und rufen durch ihren Fruchtzuckergehalt Gärungsprozesse hervor. Auch Fruchtsäfte beinhalten Stoffe, die im Magen vor dem Eintritt in das Blut erst verdaut werden müssen. Ein Glas käuflicher Orangensaft enthält den Saft von 5–10 Orangen. Wir brauchen dafür Verdauungssaft für 5–10 Orangen, also einen Konzentrationsverdauungssaft, den wir aber nicht haben. Das säuernde Konzentrat Obstsaft muß daher länger im Magen verbleiben, was die Magenschleimhaut schließlich reizen und entzünden kann [13]. Wer Fruchtsäfte trinken will, müßte sie sich stark verdünnen und möglichst viel Fruchtfleisch verwenden. Wäre es da nicht besser, gleich die ganze Frucht zu verzehren?!

Ungünstig ist auch der weitverbreitete Genuß von eiskalten Getränken. Sie müssen erst im Magen aufgewärmt werden und länger verweilen, bis sie verdaut werden können. Daher sind sie ebenso wie Bohnenkaffee und alkoholische Getränke Mitverursacher der weltweiten Verbreitung von Magenentzündungen und Verdauungsstörungen. So ist es kein Wunder, daß es in den Zeitungen nur so wimmelt von Werbung für Medikamente gegen Gastritis, Sodbrennen, Völlegefühl, Blähungen usw.

Warum ist Viel-Trinken so wichtig?

Im Alltag sollte man tunlichst je nach Körpergewicht 1½ l bis 2 l besonders bekömmliche Flüssigkeit zuführen, um den täglichen Flüssigkeitsverlust durch Urin, Stuhl, Hautausdünstungen, Schweiß, Ausatmungsflüssigkeit zu ersetzen und um die Ausscheidung von Stoffwechselabbauprodukten und von Umweltgiften zu unterstützen.

> Zu geringe Flüssigkeitszufuhr führt zu mangelhafter Ausschwemmung von Stoffwechsel- und Umweltgiften.

Personen mit Stuhlverstopfung trinken meist viel zu wenig an bekömmlichen Flüssigkeiten. Bei den meisten genügt vermehrte Flüssigkeitszufuhr (besonders morgens nüchtern ¼ l bis ½ l Wasser oder Kräutertee), um die Darmausscheidung hilfreich zu unterstützen. Auch Rheuma-, Gicht- und Nierensteinkranke benötigen zur Stoffwechselentlastung mehr Flüssigkeit, ebenso „Unterdruckler“, Personen, die leicht schwindlig werden, oft müde sind und viel frieren. Sie sollten anstelle ihres meist viel zu hohen Bohnenkaffeekonsums mehr an bekömmlichen Flüssigkeiten trinken (z. B. heißen Rosmarintee).

Zu geringe Flüssigkeitszufuhr fördert das Austrocknen von Schleimhäuten in Mund, Nase, Nebenhöhlen, Bronchien, Darm und Genitalien. Auch die Haut kann trocken werden, Falten bilden und sich vorzeitig zur Altershaut entwickeln.

Wer schon lange wie ein Kamel gelebt hat, d. h. flüssigkeitsarm, sollte nicht zu schnell seine Flüssigkeitszufuhr steigern, da sich seine Organe nur langsam vom Sparverbrauch auf Normalverbrauch umstellen können. Ausreichendes Trinken belastet weder Herz noch Kreislauf, da das Herz leichter arbeitet und das Blut besser fließt, wenn es verdünnt ist.

Bei schweren Herz- und Nierenleiden gelten verständlicherweise nur die vom Arzt verordneten Flüssigkeitsmengen.

Warum wird Heilpflanzentee immer wichtiger?

Besonders dort, wo das Trinkwasser nicht mehr tadellos ist, stellen Tees aus mild wirkenden Heilpflanzen (Mite-Phytotherapeutika) eine wichtige Alternative für reichliche Flüssigkeitszufuhr dar [35]. Darüber hinaus unterstützt ein großer Teil der allgemein bekömmlichen milden Heilpflanzentees die Entsäuerung durch ihren Basengehalt, sowie durch Anregung der ausscheidenden Organe. Viele Heilpflanzen beinhalten außerdem Vitamine, Mineralsalze, Spurenelemente, Fermente, Duft- und Aromastoffe und ergänzen die Vitalstoffzufuhr der täglichen Nahrung.

Praktische Hinweise

Teewechsel: Ein ungemischter Heilpflanzentee soll nicht länger als 5–6 Wochen, eine Teemischung 2–3 Monate lang getrunken werden. Danach ist zu wechseln. Bei kurmäßiger Anwendung als Therapie soll der Tee meist doppelt so lange eingenommen werden als bis zum Schwinden der Beschwerden nötig war. Heilpflanzenteekuren wirken im Anschluß an eine Darmreinigung besonders günstig [35].

Zubereitung: Wer täglich größere Mengen (1–2 l) an Pflanzentee zur Gesundheitspflege trinken will, soll darauf achten, nur geringe Pflanzenmengen zu verwenden (eine Prise für 1 Tasse). Dabei sind die Pflanzen meist nur zu überbrühen und nur „blonde“ Tees herzustellen, d. h. solche, die man kürzer als in den üblichen Gebrauchsanweisungen ziehen läßt, etwa 1 bis maximal 2 Minuten lang. Dadurch gehen einesteils die wertvollen Duft- und Aromastoffe nicht verloren, andererseits ist keine zu intensive Organwirkung zu erwarten.

Basische Heilpflanzentees, die während und nach *Mayr*-Kuren besonders in Betracht kommen, sind vor allem:

- *Fenchel* (darmdesinfizierend, entblähend, entkrampfend)
- *Rosmarin* (anregend, durchblutungsfördernd, bei Unterdruck)
- *Lindenblüte* (wasserhaushaltregulierend, ausscheidungsfördernd)
- *Honigklee* (lymphanregend, beruhigend)
- *Zitronenmelisse* (beruhigend, Herz-Nerven-kräftigend)
- *Käsepappel** (entzündungshemmend, schleimhautschützend)
- *Brennessel* (blutreinigend, entwässernd)
- *Salbei* (schleimhautreinigend, entzündungshemmend)
- *Gänsefingerkraut* (krampflösend, entspannend, nierenanregend)
- *Schafgarbe* (darm- und leberwirksam, Frauenmittel)
- *Zinnkraut* (nierenanregend, blasenstärkend)
- *Weißdorn* (Herz-Kreislauf-fördernd) usw.

Auch milde *Hausteemischungen* sind zu empfehlen, die Erdbeer-, Himbeer-, Brombeerblätter enthalten oder Apfel- und Birnenschalen (ungespritzt!), oder Heidekraut, Anis, Kümmel, Pfefferminze, Weinraute, Birkenblätter, Augentrost, Odermennig, Liebstöckel, Waldmeister usw.

Nicht empfohlen als Alltagstees sind:

1. *Kamille:* Sie soll für den Akutfall wie Infekte, Krampfzustände, Schleimhautentzündungen als Heiltee aufgespart werden. Sie wirkt beruhigend, entkrampfend, bei Dauereinnahme aber erschlaffend.
2. *Nubienblüte* (Hibiscus), bekannt auch als „Malve“: sie ergibt einen leuchtend roten intensiv säuerlich schmeckenden Tee. Regelmäßig getrunken wirkt sie übersäuernd. Nicht so intensiv, aber bei längerem Gebrauch ebenfalls säurebelastend wirken:
3. *Hagebutte und säuerlich schmeckende Früchtetees.*

Für Langzeitanwendungen nicht empfohlen:

Pflanzentees aus fremdländischer bis exotischer Herkunft. Man sollte vorwiegend einheimische, bodenständige Mildheilpflanzen verwenden, auch als Heilmittel gegen Krankheiten, nach dem Wort des *Paracelsus:* „Jedes Land hat seine Krankheiten und seine Arzneien dagegen.“

---

* oder Roßmalve (malva silvestris)

Gesundheitspflege durch Atmen

Im Gesang ist die Heilkraft des Atems besonders wirksam.

Unser wichtigster Stoffwechselvorgang ist die Atmung. Ohne Essen können wir Wochen bis Monate leben, ohne Trinken etliche Tage, ohne Atmen nur wenige Minuten. Beim *Einatmen* erfüllt uns der Atem Zelle um Zelle, Gewebe um Gewebe mit neuem Leben. Eine Sauerstoffwelle durchflutet den ganzen Körper, beseelt unser Denken, Fühlen und alle Funktionen des Leibes.

Beim *Ausatmen* entströmen uns Kohlensäure und verbrauchte bis schädliche gasförmige Substanzen. Dadurch werden Zellen, Blut und Gewebe von sauren Schlackenstoffen befreit. Richtiges Atmen ist ein Hauptfaktor zur Aufrechterhaltung des Säure-Basen-Gleichgewichtes! Die Atmung des Zivilisationsmenschen ist im allgemeinen leider verflacht und minderwertig. Dadurch erhält das Blut weniger Sauerstoff und behält mehr Kohlensäure zurück. Die Ursache liegt im üblichen *Bewegungsmangel* und in der Atembehinderung durch die *Enteropathie.* Denn jeder zu große Bauch, jede Eingeweidesenkung, jede Darmentzündung und jeder Zwerchfellhochstand, wie sie bei Enteropathie vorkommen, schränken die Bewegungsmöglichkeit des Zwerchfelles ein und führen zur verflachten Atmung.

Wie kann man die Atmung verbessern?

Die verbreitete Ansicht, mit direktem Atmungsdrill eine Verbesserung zu erzielen, ist falsch. Mit forciertem Einatmen kann man sich schaden. Man kennt dies vom Aufblasen eines Luftballons: Durch das dabei erforderliche rasche tiefe Einatmen kommt es leicht zu Schwindel und Übelkeit. Förderlich ist hingegen alles, was indirekt, also mehr automatisch und unwillkürlich, zu einem sanften tieferen Bauchatmen führt. Die einzige normale Atmungsform in Ruhe ist die Bauchatmung. Bei dieser vergrößert sich der Leib beim Einatmen und verkleinert sich beim Ausatmen. Die wichtigste Atemverbesserung erfolgt durch:

- **Behandlung der Enteropathie**

Dadurch bildet sich ein zu großer oder sonstwie abnorm veränderter Bauch zurück, es schwindet ein Atemhindernis. Auch jeder Zwerchfellhochstand verringert sich, wobei die Senkung der mittleren Zwerchfelllage um nur einen Zentimeter bereits bei jedem Atemzug um ⅓ l mehr an Atemluft zuführt. Meist senkt die *Mayr*-Therapie das Zwerchfell aber noch tiefer, was dann die Atemleistung, die sogenannte Vitalkapazität entsprechend steigert und den Gasaustausch intensiviert. Sehr hilfreich ist dabei die

- **Ärztliche manuelle Bauchbehandlung nach *Mayr***

Sie entstaut die Bauchorgane und steigert die Atemleistung. Unterstützend wirkt auch die selbst durchzuführende:

- **Bauchatemübung nach *Mayr*:**

Der Übende liegt auf dem Rücken mit angezogenen Beinen. Er legt seine Hände auf dem Unterbauch übereinander, so, daß die Kleinfinger etwa bis zum Schambein reichen (Abb. 16, S. 108). Beim Ausatmen, bei dem sich der Bauch automatisch verkleinert, drücken die Hände in den Unterbauch hinein; beim Einatmen hingegen, sobald sich der Bauch zu vergrößern beginnt, geben die Hände nach und weichen zurück. Immer ist die Beachtung der drei natürlichen Atemphasen wichtig:

EIN – AUS – PAUSE ...

Dabei soll man die Zeit des Ausatmens und die Pause allmählich verlängern und zwar stets so lange, bis sich der Einatmungsimpuls von selbst deutlich einstellt. Während natürlich auch hier jedes übertriebene Einatmen schädlich ist, erweist sich die Verlängerung der Ausatmung immer als günstig. Sie führt automatisch zum erwünschten sanften Tiefatmen und damit zu verbesserter Blutreinigung. Tiefes Ausatmen entstaut den Darm und regt die Peristaltik an.

Diese Übung ist morgens, unmittelbar nach dem Erwachen besonders günstig. Sie soll 5–10 Minuten lang dauern. Falls Schwindelgefühl oder Atemnot eintreten sollte, ist aufzuhören. Dies verrät aber, daß man zu schnell geatmet und die Pause zu kurz gehalten hat. Das Einatmen erfolgt durch die Nase und soll immer geräuschlos sein. Das Ausatmen geht am besten durch den Mund bei leicht zusammengepreßten Lippen. Dabei dürfen Geräusche entstehen. Der Widerstand durch die geschlossenen Lippen kräftigt die elastischen Lungenfasern.

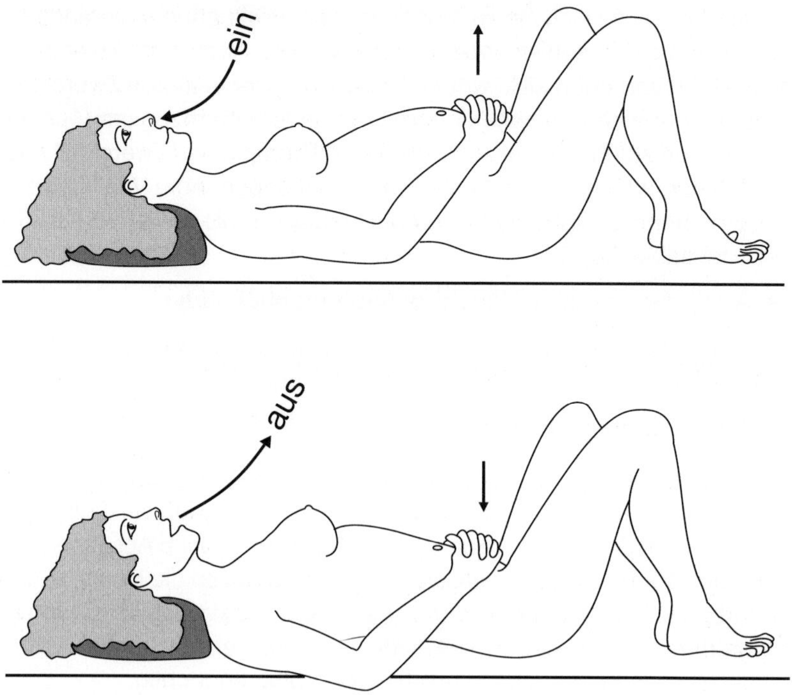

Abb. 16
Bauchatemübung nach *Mayr*

Beim Ausatmen stelle man sich vor, alle verbrauchten und schlechten gasförmigen Stoffe aus dem Körper auszublasen; beim Einatmen wieder, den ganzen Organismus mit Sauerstoff (und wenn man will, auch mit kosmischer Energie, „Prana", „Ki" usw.) aufzufüllen. Für viele ist dabei die Vorstellung hilfreich:

Beim Ausatmen: *„Herr, mach mich frei!" – Pause –*
beim Einatmen: *„Herr, mach mich neu!"*

Andere Maßnahmen zur Atmungsverbesserung

- *Summen und Singen.* Schon bei der täglichen Morgentoilette sollte man als wirksame Atempflege summen oder singen!
- *Gymnastik, Wandern, Sport,* körperliche Arbeit und jede Bewegung, bei der man unwillkürlich, also automatisch zu einem leichten, tiefe-

ren Atmen kommt. Nicht förderlich sind hingegen Übertreibungen, die kurzatmig machen oder gar bis zum Keuchen führen.

- Das morgendliche *Strecken und Recken* sowie das laute *Gähnen* sind wertvolle Atemanregungen. Sie führen zu verbesserter Ausscheidung von Kohlensäure und anderen müdemachenden Stoffen. Das spontane Gähnen verrät Sauerstoffmangel im Gehirn und die Überladung des Blutes mit ausscheidungspflichtigen Schlacken. In diesem Falle schaffen lautes Gähnen, frische Luft und Bewegung rasche Abhilfe. Auch Seufzen kann Zeichen und Abhilfe bei Sauerstoffmangel sein.

Zur Atempflege und Kräftigung dient folgende *Hauchübung* [36]:

Man hauche die eigene vorgehaltene Hand etwa 7–10mal so stark und so warm an, als müsse man eine vereiste Autoscheibe auftauen. Dabei hole man sich in der Vorstellung die Luft und Wärme aus dem ganzen Körper, nicht nur aus den Lungen. Nach jedem Aushauchen muß man stets so lange warten, bis sich der Einatmungsimpuls von selbst einstellt. Ein dabei eventuell auftretendes Gähnen ist günstig. Übungen dieser Art fördern das wünschenswerte automatische sanfte Tiefatmen.

Im Atemholen sind zweierlei Gnaden

„Im Atemholen sind zweierlei Gnaden:
Die Luft einziehen, sich ihrer entladen.
Jenes bedrängt, dieses erfrischt,
So wunderbar ist das Leben gemischt.
Du danke Gott, wenn er dich preßt.
Und dank' ihm, wenn er dich wieder entläßt."

Goethe

Gesundheitspflege bei Risikofaktoren

„Diese Krankheit kommt nicht vom Himmel über den Menschen wie der Regen über die Erde."

Paracelsus

Risikofaktoren sind Bedingungen, die – wenn nichts dagegen unternommen wird – zur Entstehung bestimmer Erkrankungen führen, oft auch zum Tod. So kann etwa ein unbehandelter Hochdruckkranker mit Schlaganfall enden oder ein Kettenraucher mit Herzinfarkt usw. Man unterscheidet:

a) *Vorwiegend medizinische Risikofaktoren,* wie Arterienverkalkung, Durchblutungsstörungen, Herz-Kreislauf-Erkrankungen, Bluthochdruck, Schlaganfall, überhöhte Blutfettwerte, Zuckerkrankheit, Thromboembolien, und:

b) *vorwiegend verhaltensbedingte Risikofaktoren,* deren Ursachen vor allem in einer fehlerhaften Ernährungs- und Lebensweise liegen. Dazu zählen: Übergewicht, Nikotin-, Alkohol-, Drogen-, Medikamentenmißbrauch, Altersdiabetes, Gicht, Fehlernährung, Bewegungs- und Sauerstoffmangel, negativer Dauerstreß, Fehleinstellung zum Leben.

Der Herzinfarkt wird im Volksmund als „Strafe für Kettenraucher und Schlemmer mit dem fetten Blut" bezeichnet. Tatsächlich können die verhaltensbedingten Risikofaktoren nur durch Neuordnung der Lebens- und Ernährungsweise beseitigt oder zumindest verringert werden. Aber mit den medizinischen Risikofaktoren steht es nicht viel anders. Denn diese sind, wenn sie nicht durch Erbfaktoren oder besondere Erkrankungen verursacht wurden, letztlich *auch* durch Fehlverhalten zustande gekommen.

Sie kommen nicht aus heiterem Himmel und zeigen enge Zusammenhänge zu den „bösen Drei": zu Fehlernährung, Verdauungsschwäche und Verschlackung (Übersäuerung).

Daher ist bei allen Risikofaktoren Entschlackung und Neuorientierung des Lebensstils mit aktiver Gesundheitspflege zu empfehlen.

Als charakteristisches Beispiel eines Risikofaktors sei auf das aktuelle Thema Cholesterin eingegangen.

Beachtenswertes zum Cholesterin

Cholesterin ist kein Gift, sondern ein lebensnotwendiger Bestandteil des Organismus. Der Körper produziert selbst Cholesterin und verwendet es als Zellbaustein und zur Bildung von Hormonen, Gallensäuren, Vitamin D usw. Außerdem erhält er es zusätzlich aus allen Lebensmitteln tierischer Herkunft. Es gibt mehrere Formen von Cholesterin. Es gibt ein „gutes“, das hohe Dichte aufweist, daher HDL-Cholesterin (high density lipoprotein) bezeichnet. Es schützt die Gefäße und baut Ablagerungen von anderen Cholesterinarten ab.

Es gibt auch ein „schlechtes“ Cholesterin, das wegen seiner niedrigen Dichte als LDL-Cholesterin (low density lipoprotein) bezeichnet wird. Es lagert sich bei zu hoher Konzentration in den Gefäßen ab, wie Kalk in alten Wasserrohren, Schicht um Schicht. Es führt zu Arterienverkalkung, Herz-Kreislauf-Erkrankungen.

Je höher das Gesamtcholesterin ansteigt, und je tiefer das gute HDL-Cholesterin fällt, desto rascher treten Gefäßrisiken auf (siehe Tabelle).

Was ist bei erhöhtem Gesamtcholesterin zu tun?

Untersuchungsmäßig wird bei Gesamtcholesterinwerten über 200 bis 250 mg/dl eine zusätzliche HDL-Bestimmung empfohlen. Außerdem sind andere Risikofaktoren abzuklären, da Alkohol-, Nikotin- und Koffeinkonsum, Übergewicht, Bluthochdruck, Pille u. a. Medikamente, mitunter auch Erbanlagen eine große Rolle spielen. Die Gegenmaßnahmen sind:

1. Ernährungsumstellung

„Die Freizeit macht die Massen frei
für Fußball, Fernsehen, Fresserei.“
Eugen Roth

Den besten Anfang stellt die Entschlackungskur nach *F. X. Mayr* dar. Sie senkt meist deutlich den Gesamtcholesterinspiegel und erhöht das gute HDL-Cholesterin. Dabei soll man das Rauchen endgültig abstellen, was in der Kur viel leichter als sonst gelingt, und für die Zukunft weitgehend alkoholabstinent werden. Ein bestehendes Übergewicht ist tunlichst zu beseitigen und die erzielte Gewichtsreduktion durch einen, einmal pro Woche durchzuführenden *„Kurtag“* mit strenger Diät zu erhalten. Dafür empfiehlt sich, *immer den gleichen Wochentag als Kur- oder Gesundheitstag zu verwenden,* so daß sich der Körper gut darauf einstellt. An diesem „jour fixe“ kann man eventuell noch weitere gesundheitsfördernde Aktivitäten ansetzen, wie Sport, Sauna, Massage usw.

Die Zufuhr an tierischem Eiweiß ist deutlich herabzusetzen. Das gilt auch für die Basenräuber Zucker, Kuchen, Alkohol, Bohnenkaffee und fettreiche Nahrungsmittel mit gesättigten Fettsäuren wie Schmalz, Speck, fettes Fleisch, fetten Fisch, fettes Geflügel, aber auch Backwaren, Mehlspeisen, Konserven und die besonders cholesterinreichen Nahrungsmittel: Innereien, voran Hirn, Eidotter, Käse und Fleisch. Statt dessen ist eine mehr lakto-vegetabil orientierte Kost zu empfehlen mit reichlich Nahrungsfetten mit hoch ungesättigten Fettsäuren, die auf den Cholesterinspiegel eine senkende Wirkung ausüben.

2. Mehr Bewegung an frischer Luft

„Es ginge vieles besser, wenn man mehr ginge.“
Seume

Körperliches Training erhöht das gute HDL und senkt den LDL-Spiegel im Blut. Besonders geeignet sind Ausdauersportarten wie flottes Wandern, Radfahren, Schwimmen, Langlaufen usw., mindestens 3 Stunden pro Woche. Am besten aufgeteilt als tägliches Programm von etwa 30 Minuten pro Tag.

Sportärzte empfehlen das Erreichen der optimalen Pulsfrequenz von 180 Schlägen/min. minus Lebensalter. Diese Frequenz sollte im Training erreicht und gehalten werden. Untrainierte Personen müssen sehr vorsichtig beginnen und sich zuvor ärztlich beraten lassen.

Tab. 6

Richtlinien für alters- und geschlechtsentsprechende Normalwerte für Blutfette [37]							
Alter		Gesamt-Cholesterin (mg/dl)		HDL-Cholesterin (mg/dl)		Triglyceride (mg/dl)	
		mäßiges Risiko	hohes Risiko	mäßiges Risiko	hohes Risiko	mäßiges Risiko	hohes Risiko
–20	Mann	165	183	40	35	91	120
	Frau	173	195	35	35	84	107
–40	Mann	218	244	30	30	160	232
	Frau	202	220	30	30	96	130
üb. 50	Mann	230	258	35	30	180	250
	Frau	252	281	35	30	135	186

3. Lebenskultur im Sinne der DIAITA

Die im Gesundheitsregime der *DIAITA* (Seite 17) angeführten Richtlinien lassen sich gut in bezug auf den eigenen Lebensstil kritisch überdenken. Wo sich praktische Verbesserungen realisieren lassen, sollte man sie tunlichst verwirklichen. Dazu gehört für viele das Thema *Alkohol* und *Nikotin*. Hier sei nur zum Rauchen angeführt, daß es das schlechte LDL-Cholesterin eindeutig erhöht und das gute HDL verringert, und dies je nach Anzahl der täglich gerauchten Zigaretten. Sehr starke Raucherinnen (25 Zigaretten täglich), die außerdem Antibabypille nehmen, haben ein 22fach (!) erhöhtes Hirnschlagrisiko und ein 39fach (!) erhöhtes Herzinfarktrisiko! Rauchen vermindert die Sauerstoffzufuhr und erhöht damit die Gewebe-Übersäuerung, besonders von Hirn, Herz und Beinen!

Alle Maßnahmen echter Gesundheitspflege wirken sich naturgemäß nicht nur auf einen erhöhten Cholesterinspiegel günstig aus. Sie verbessern auch die meisten übrigen abnormen Stoffwechsel-Laborwerte und heben den Gesundheitszustand entsprechend an. Die Abb. 17 stellt die durchschnittlichen Veränderungen von erhöhten Cholesterinwerten, von erhöhten gGT-Werten (Leber) und von erhöhten Hämatokritwerten („Blutdicke") im Blutserum dar, wie sie sich aus 230 wahllos herausgegriffenen Karteikarten von *Mayr*-Kurpatienten des Jahres 1989 ergeben haben, bei denen alle mit jeweils abnormen Ausgangswerten summarisch dargestellt wurden.*

* Aus dem Gesundheitszentrum am Wörthersee, Chefarzt MR. Dr. *E. Rauch,* bearbeitet von Dr. med. A. *Witasek.*

Durchschnittliche Senkung erhöhter Cholesterinspiegel im Serum durch 3wöchige stationäre *Mayr*-Kur

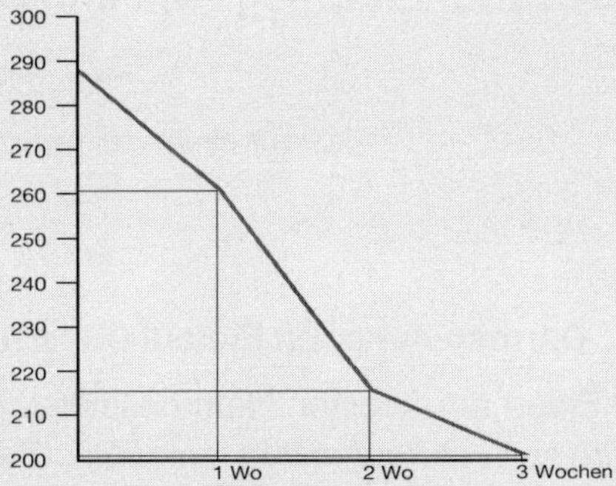

Durchschnittliche Senkung erhöhter gGT-Werte im Serum durch 3wöchige stationäre *Mayr*-Kur

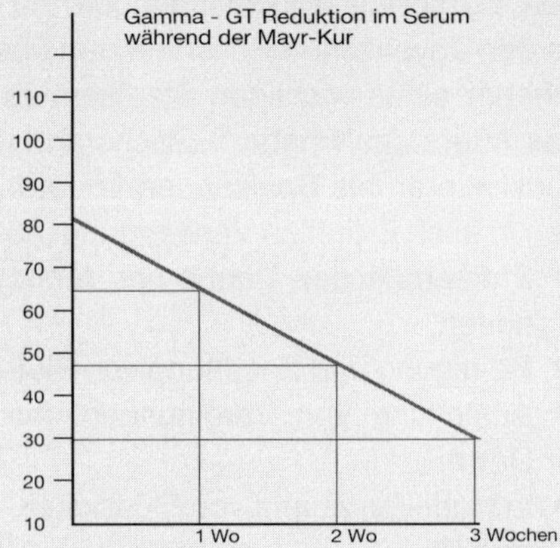

Durchschnittliche Senkung erhöhter Hämatokritwerte im Serum durch 3wöchige stationäre *Mayr*-Kur

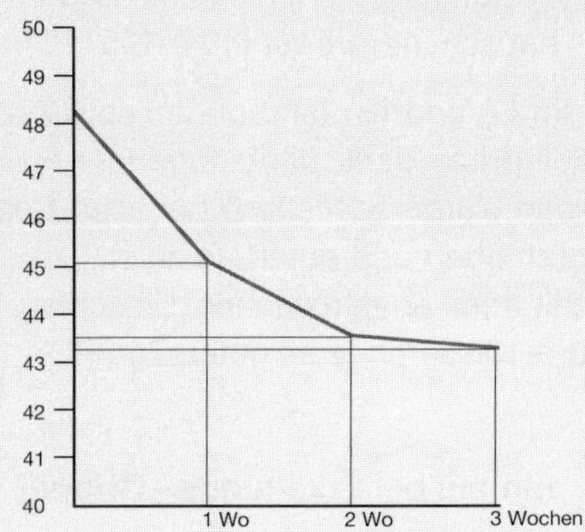

Abb. 17

Gesundheitspflege mit anderen Selbsthilfemethoden

„Wenn du eine hilfreiche Hand brauchst, blicke auf deine eigene.“

1. Darmspülung mit Einlauf (Klyso)

Eines der ältesten Naturheilmittel, die Darmspülung durch Einlauf, wird seit Jahrtausenden ausgeübt. Die allermeisten Naturvölker praktizieren diese Methode auch heute noch in verschiedenen Abwandlungen. Es gibt eine Einblasmethode, die nach alten Quellen von Gott *Osiris* den ägyptischen Priesterärzten übermittelt worden sein soll[38]. Der Inhaber eines wichtigen Staatsamtes trug den ehrenvollen Titel „Hirt des Afters des Pharao“. Etliche andere Einlauftechniken von Tierblasenklistieren bis Spülkannen-Irrigator, Ballonspritze, Enema usw. finden in allen Erdteilen Verwendung. Die Anwendungsziele sind:

- Entleerung des Darms bei Verstopfung und anderen Darmkrankheiten.
- Reinigung und Entgiftung von Blut- und Körpersäften
- Ausleitung von Vergiftungen, Infekten, Allergien usw. über den Darm.
- In Notfällen Zufuhr von Flüssigkeit, Medikamenten und Nährstoffen; und als
- Verjüngungs-, Schönheits- und Vorbeugungsmaßnahmen (darüber hat schon *Herodot* (484–425 v. Chr.) berichtet).

Im 17. und 18. Jahrhundert entwickelte sich das Klistieren mit der Klistierspritze dank überzeugender Heilerfolge zu einer Modetherapie. Diese wurde schließlich bei allen Beschwerden angewendet, maßlos übertrieben und entartete zuletzt zu einer „Klistierorgiastik“ mit oft kaschiertem analerotischen Einschlag. In Frankreichs Rokokozeit gehörte Klistieren „zum guten Ton“[38].

2. Einlauf bei Erkältungs-, Grippal- und Infektionskrankheiten

Auch heute noch stellt die richtige Anwendung des Einlaufs ein hochwirksames Heilmittel der naturgemäßen Bekämpfung der Erkältungs-,

Grippal- und Infektionskrankheiten dar[41]. Es gibt bei rechter Indikation kaum eine harmlosere, schneller und überzeugender wirkende Maßnahme, die leider durch die „Zaubermittel der Chemotherapie" weitgehend in Vergessenheit geraten ist. Aber zu Unrecht! Die Ergebnisse der richtig eingesetzten Einläufe haben sich nicht selten jenen der Antibiotikatherapie als gleichwertig oder sogar als überlegen erwiesen. Vorausgesetzt ärztliches Einverständnis, läßt sich damit in vielen Fällen der Einsatz chemischer Medikamente ersparen. Zur Wirkungssteigerung, auch bei Schüttelfrost, hohem Fieber, Durchfällen usw. empfiehlt sich die serienmäßige Anwendung (4 x täglich), eventuell in Kombination mit Rumpfreibebädern oder anderen einfachen Naturheilmaßnahmen[41]. Besonders segensreich ist die Anwendung des Einlaufs in den frühesten Beginnstadien von Kinderinfektionskrankheiten, Erwachseneninfekten, Sommerdiarrhöen, verdorbenem Magen, Epidemien, und bei Reisen in südliche Länder, wenn durch verseuchtes Wasser Brechdurchfälle und dergleichen entstehen. Hier gilt der Lehrsatz des großen Naturheilarztes *Brauchle*[39]:

„Noch bevor man weiß, welche der möglichen Infektionskrankheiten sich herausstellen wird, muß durch Einlauf der Darm entleert werden. Die Spülkanne ist wirklich im Beginn und Verlauf der Infektionskrankheiten ein Machtmittel erster Ordnung!"

Bei frühzeitigem und wiederholtem Einsatz des Klistiers kommt es in einem hohen Prozentsatz aller beginnenden Infekte überhaupt nicht zur (vollen) Entwicklung des Prozesses. Bei schon ausgebrochenen Erkrankungen wird durch intensive Ableitung über den Darm auch hohes Fieber meist rasch gesenkt. Komplikationen treten kaum auf, und die Gesundung wird ohne jede Nebenwirkung beschleunigt.

Während man bis heute noch, auch in vielen Kliniken, die umständliche altmodische Spülkanne zum Einlauf verwendet, vor deren Anwendung viele Personen regelrecht Angst haben, läßt sich die ganze Prozedur als Selbstanwendung mit dem handlichen Ventilschlauch mit Ballon, dem sogenannten „Klyso" (Abb. 18, S. 118) in wenigen Minuten problemlos erledigen. Man macht dies allein, benötigt keine Hilfsperson

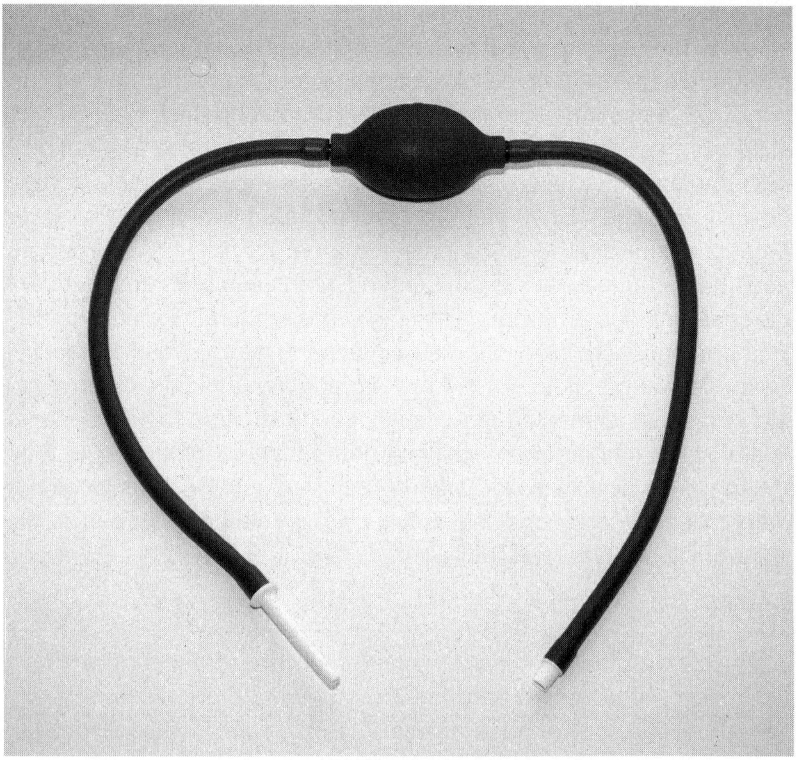

Abb. 18
Der Klyso:
Das beste Gerät zur einfachen Selbstdurchführung eines Einlaufes.

und nichts anderes als genügend warmes Wasser. In südlichen Ländern mit unreinem Wasser muß abgekochtes Wasser oder Mineralwasser oder dünn gebrühter Tee verwendet werden.

Technik: Man steht am Waschbecken und führt das freie Ende des Schlauches in das Wasser, pumpt mit dem Ballon die Luft aus dem Schlauch, fettet den Analstift ein und führt ihn in den After. Nun pumpt man das Wasser so lange in den Darm, bis ein Völle- und Entleerungsdruck entsteht. Gleich darauf läßt man der Entleerung freien Lauf. War das Resultat unbefriedigend, kann man sogleich anschließend die Prozedur wiederholen, die dann meist ein besseres Ergebnis liefert.

Bei Ortsveränderung und Reisen tritt bei vielen Personen Verstopfung ein. Dabei läßt sich mit dem handlichen Klyso rasch Abhilfe schaffen, bis sich der normale Entleerungsrhythmus wieder eingestellt hat. Über die besonders hilfreiche medizinische Anwendung wie bei Darmentzündungen, Reizung der Divertikel, Hämorrhoiden, Migräne (!) usw. ist Rücksprache mit einem diesbezüglich erfahrenen Arzt notwendig.

Die häufig gestellte Frage, ob Wassereinläufe nicht die Darmflora schädigen können, ist mit aller Sicherheit zu verneinen. Einläufe beeinflussen die Darmflora ebensowenig wie Mundspülen mit Wasser die Mundflora. Einläufe sind jedoch nicht als Dauertherapie geeignet, da sie den Darm verwöhnen würden.

3. Bauchmassage nach Rosendorff[40]

Zur Anregung der Verdauungsorgane, Magen-, Darmtonisierung und Verbesserung der Darmfunktion hat sich diese Selbstmassage während und außerhalb der *Mayr*-Kur sehr bewährt. Sie wird regelmäßig nüchtern des Morgens, gleich nach dem Erwachen im Bett durchgeführt.

Man liegt flach auf dem Rücken mit angezogenen Beinen und streicht rasch abwechselnd mit den Handtellern in der Mittellinie des Körpers vom Brustbein nach abwärts bis zum Schambein hinunter, wobei man auf den Bauch einen leichten (!) Druck ausübt. Die Hände streichen nacheinander in raschem Wechsel etwa 2–3 Minuten lang von oben nach unten und erzeugen so ein angenehmes wohlig-wärmend-belebendes Reibegefühl (siehe Abb. 19, S. 120). Darauf legt man die Hände übereinander und läßt sie gemeinsam zwischen Schambein und Nabel durch 2–3 Minuten im Uhrzeigersinn kreisen (= Dünndarmmassage Nr. 2). Zuletzt folgen größere Kreisbewegungen um den ganzen Bauch (= Dickdarmmassage) durch weitere 2–3 Minuten.

Diese Massage darf nur wohltuend und nie unangenehm empfunden werden. Sie wirkt durch sanfte Reibung. Starker Druck oder Kneten des Bauches würde sich nur ungünstig darmverkrampfend auswirken.

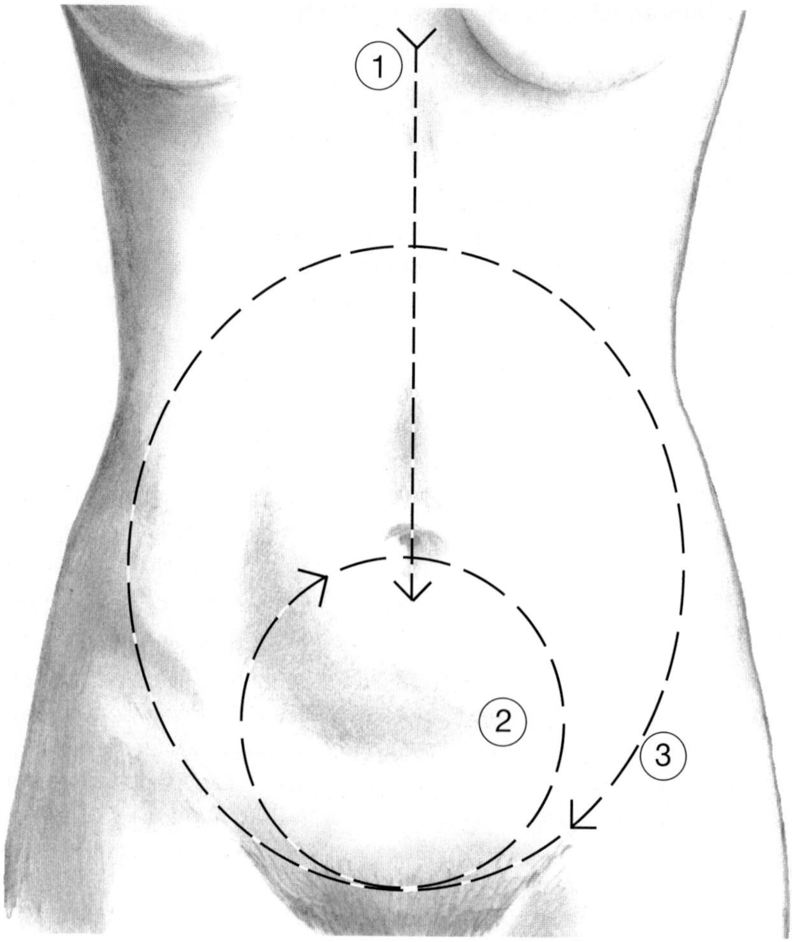

Abb. 19
Bauchmassage nach *Rosendorff*
① Längsstriche ② kleine Kreise ③ große Kreise

4. Ansteigendes Fußbad bei chronisch kalten Füßen

Immer mehr Menschen leiden unter ständig kalten Füßen. Da sich in den Füßen Reflexzonen für die Körperorgane befinden, kann der dauernde Kältereiz in den Füßen zahlreiche Leiden verursachen oder ihre Heilung verhindern. Das gilt besonders für chronische Stirn- und Nasennebenhöhlenprozesse, Mandelentzündungen, Erkältungs- und grippale Infekte, Gelenkleiden, Nierenbecken- und Eierstockentzündungen sowie Reizblase.

Neben Reflexzonenbehandung für Füße, Tragen von fußmassierenden Sandalen und Gymnastik hat sich das ansteigende Fußbad vielfach bewährt.

Man stellt in die Badewanne einen Hocker und einen breiten Kübel, setzt sich auf den Hocker und gibt die Füße in den Kübel, in den man über die Dusche langsam warm-heißes Wasser einfließen läßt. Dabei stellt man die Wassertemperatur zunehmend heißer, so daß sie gerade noch vertragen wird. Als Folge tritt Durchwärmung der Füße und nach und nach des ganzen Körpers bis zu leichter Schweißbildung auf. Anschließend, etwa nach 7–10 Minuten, duscht man die nun hochrot gewordenen gebadeten Füße und Unterschenkel ganz kurz kalt ab, frottiert sie trocken und zieht warme dicke Wollsocken an.*

Dieses Bad ist auch bei Beginn von Erkältungskrankheiten, bei Kälteschauer und Schüttelfrost hilfreich, und auch immer dann, wenn Wärmezufuhr benötigt wird. Nur bei stärkeren Krampfadern, die bei kalten Füßen eher selten sind, soll das Bad nicht genommen werden.

5. Pflege der Darmentleerung

Die Darmentleerung sollte *täglich, möglichst zur gleichen Zeit* erfolgen, am besten am frühen Morgen. Bei Entleerungsschwierigkeiten ist auf jeden geringsten Entleerungsimpuls zu achten und diesem nachzugehen, notfalls sind immer zur gleichen Zeit Entleerungsversuche und Selbsterziehung zur pünktlichen Ausscheidung erforderlich. Hilfreich

---

* Sehr bewährt ist das „Kreislauftraining“ mit der *Schiele*-Fußbadewanne, die eine besonders einfache und wirksame Handhabung ermöglicht und die eine große Indikationsbreite aufweist (Firma Schiele, Sasseler Weg 14, 2000 Hamburg 67).

ist reichliches Trinken schon am frühen Morgen nüchtern, etwa zweimal je ¼ l (Mineral-)Wasser oder Kräutertee, Morgengymnastik, Laufen, Sport usw., die Bauchmassage nach *Rosendorff,* die *Kuhne*-Bäder (siehe unten), morgens Getreidemüsli eventuell mit etwas Leinsamen. Die Leinsamen sollen nicht aufgeweicht, sondern zerstoßen und trokken dem Müsli beigegeben werden. Sie quellen dann im Darmtrakt auf und erzeugen eine schleimige Masse, die den Darm nicht reizt und seine Gleitfähigkeit verbessert. Die Anwendung solcher Hilfsmittel bedeutet auch die Notwendigkeit, von Zeit zu Zeit eine Darmreinigungskur durchzuführen.

Besonders wichtig ist die Eßkultur nach *Mayr* und das reichliche Trinken bekömmlicher Flüssigkeiten. Je schlechter der Darm arbeitet, desto mehr Flüssigkeit ist zu trinken. Sehr zu empfehlen ist die Umstellung auf die vorwiegend lakto-vegetabil orientierte Kost.

6. Das Reibesitzbad für Frauen nach *Kuhne*

Es ist ein Entgiftungsbad über die weiblichen Geschlechtsteile, das die Tätigkeit der Nieren und des Darmes steigert, das vegetative Nervensystem kräftigt und der generellen Genitalgesundung dient. Es wird je nach Fall mit heißem oder kaltem Wasser durchgeführt und bei Darmträgheit, Blähsucht, Leber-, Gallen-, Magenstörungen, Nierenschäden, Nierensand, Periodenstörungen, Ausfluß, Frigidität, Abortusneigung (nur kalt!), Sterilität, Schwangerschaftsbeschwerden (nur kalt!) und vor allem zur vegetativen Kräftigung angewendet. Dieses längst millionenfach bewährte Bad wirkt über die schwammartigen Blutgeflechte des weiblichen Genitales und über die Nervenendkörper, die sich konzentriert in dieser Region befinden.

Technik: Das Reibesitzbad wird sitzend am Bidet durchgeführt oder auf einem größeren Kübel oder einer Plastikwanne, über die ein Brettchen gelegt wurde (siehe Abb. 20). Auch ein Plastikeinsatz unter dem Toilettensitz ist geeignet, nur muß man bei diesem schon während des Bades das Wasser erneuern. Zu geringe Wassermengen werden zu rasch „verbraucht“ (giftig). Beine und Gesäße bleiben bei diesem Bad außerhalb des Wassers, Beine und Oberkörper können bekleidet sein, es kann auch eine Decke genommen werden. Die Badedurchführung mit heißem Wasser ist nur bei Frauen besser, die ständig frieren, die un-

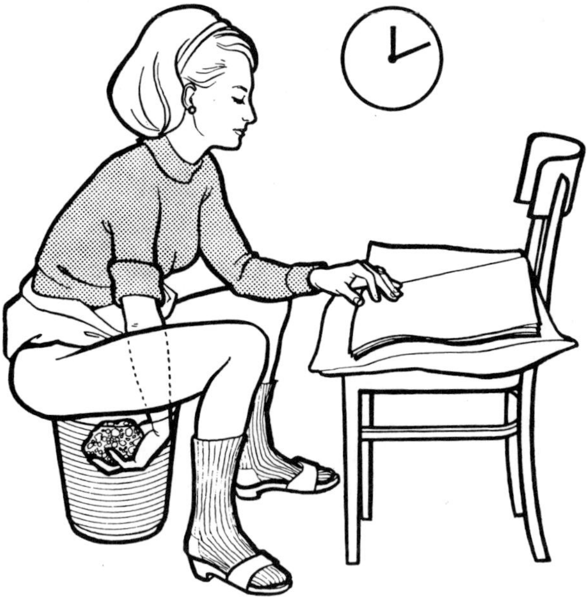

Abb. 20
Reibesitzbad für Frauen nach *Kuhne*[7]

ter kalten Füßen leiden und Verlangen nach innerer Durchwärmung und Entkrampfung haben. Ansonsten wirkt es meist in der kühlen Form intensiver, darf aber nur in durchwärmtem Zustand genommen werden. Die Badende soll während des Bades nie frieren!

Durchführung: Die Badende taucht einen Naturschwamm oder ein altes lockeres Leinentuch in das Wasser und spült damit, möglichst viel Wasser hochnehmend, leicht von unten nach aufwärts streichend, über die äußeren Geschlechtsteile; diese werden ständig sanft (!) gerieben, hin- und hergewaschen und bespült. Die Badedauer beträgt 20 Minuten, kann aber auch länger genommen werden. Das erste Bad kann in etwas lauwarmem Wasser durchgeführt werden, dann wird es meist immer kälter vertragen, wobei die Wassertemperatur von 12 °C bis 14 °C schließlich die intensivste Wirkung ergibt. Während der Periodenzeit wird das Bad nicht durchgeführt.

Besonders hilfreich hat sich das Reibesitzbad bei allen Frauen erwiesen, die schon mehrere Entbindungen hatten, wahrscheinlich deshalb, weil ihre Geschlechtsorgane eine verbesserte Durchblutung aufweisen. Näheres über das Reibesitzbad in „Blut- und Säftereinigung" [7].

7. Das Auslaugebad (indifferentes Bad nach *Pirlet*)

Es eignet sich für viele chronisch Kranke, bei denen durch *Anregung der Hauttätigkeit* eine Zustandsverbesserung herbeigeführt werden kann. Bekanntlich stellt die Haut ein wichtiges Entgiftungsorgan, die sogenannte dritte Niere dar. Viele Rheumatiker, Leidende an multipler Sklerose, an chronischen Gelenksprozessen, Gelenksversteifungen, Hüftgelenks- und Wirbelsäulenveränderungen sind nahezu schwitzunfähig. Gerade bei ihnen wäre aber eine wirksame Entgiftung über die Haut enorm wichtig und entlastend. Das Auslaugebad kann jeder allein in seiner Badewanne durchführen, am besten mehrmals wöchentlich, abends vor dem Schlafengehen. Es steigert allmählich die Ausscheidungs- und Entgiftungsfähigkeit der Haut, was man dann selbst an dem nach und nach immer stärker werdenden „Schmutz-Saum" (= Schlakken-Säuren!) am Badewannenrand nach dem Bade feststellen kann. Zur Intensivierung der Entsäuerung kann man auch Soda-Natrium-Karbonat in das Wasser geben. Alle Details siehe Literatur [41].

8. Das Rumpfreibebad nach *Kuhne*

Es gehört wie das Reibesitzbad für Frauen zu den am stärksten wirkenden natürlichen Heilverfahren. Es steigert die Tätigkeit der Verdauungsorgane, der Lungen, der Nieren und der Haut. Daher wird es bei Störungen des Verdauungsapparates empfohlen, bei Darmträgheit, Leber-, Gallenstörungen, Bronchialleiden, Kopf-, Nasen-, Nebenhöhlen- und Nierenbeschwerden, sowie zur Anhebung der Grundgesundung (siehe [7]).

Gesundheitspflege der Frau

„Verdauung, Gesundheit und Schönheit hängen eng zusammen."
F. X. Mayr

Die Frau hat mehr Körperbewußtsein und mehr Gespür als der Mann für die Bedürfnisse ihres Organismus zur Gesundheitspflege und Erhaltung eines jugendlichen und attraktiven Aussehens. *F. X. Mayr* hat als erster die engen Zusammenhänge zwischen *Gesundheit, Schönheit und Verdauung* beschrieben und den Weg aufgezeigt zur *„Verjüngung des Menschen durch fachgemäße Wartung des Darmes"* [4]. Tatsächlich geht die Reinigung des Darmes und die Entschlackung des Körpers sehr oft mit zahlreichen, oft kaum für möglich gehaltenen günstigen Veränderungen einher, mit verjüngtem Aussehen und Empfinden, meßbar verbesserter Figur und Körperhaltung, kleinerem Bauch, reinerer und strafferer Haut, schönerem Haar usw., was dann von Seiten dankbarer Patienten u. a. zu der Devise führte:

„Alles neu – macht der Mai,
Alles neuer – macht die Kur nach *F. X. Mayr.*"

Ohne Zweifel wirkt sich die Gesundung des Verdauungsapparates auch ganz besonders auf die Frauenorgane und das hormonelle Geschehen der Frau aus. Die erste universitäre Instanz, die sich je mit der *Mayr*-Therapie befaßte, war eine gynäkologische Klinik.* Dort wurden nach *Mayr* sowohl Störungen des Hormonhaushaltes behandelt, wie Menstruationsstörungen, chronische Eierstockentzündungen, gutartige Knotenbildungen in der weiblichen Brust, Gebärmutter- und Scheidensenkung, unfreiwilliger Harnabgang, Scheidenausfluß usw.

Die therapeutischen Erfolge erklären sich durch die Entgiftung des Organismus. Da die Hormondrüsen auf Darmgifte besonders empfindlich reagieren, führt die Darm- und Blutreinigung zu einer Harmonisierung des Hormonhaushaltes mit all ihren wohltuenden Auswirkungen. Eine Rolle spielt dabei auch die mechanische Entlastung der Frauenor-

* Diätambulanz der 1. Univ. Frauenklinik in Wien, Dr. *Schmiedecker*.

gane. Der bei Enteropathie meist vorhandene Druck von gesenkten, hinunterdrängenden, oft überfüllten Eingeweiden, wird durch Darmreinigung so verringert, daß sich die mechanisch gedrückten Eierstöcke und Genitalgefäße und die dadurch nach abwärts gedrängten Organe Gebärmutter, Scheide und Blase oft schnell regenerieren. Auch bei Frauen, die schon mehrfach wegen gynäkologischer Senkungsbeschwerden und unkontrolliertem Harnverlust ohne Dauererfolg operiert worden waren, wurde dadurch in zahlreichen Fällen Beschwerdefreiheit erzielt. Mitunter werden auch gutartige Myome verkleinert oder ihr Weiterwachsen gestoppt, so daß sich Operationen erübrigen.

Zu diesen zahlreichen Störungen und Leiden der Frau, zu vorzeitigem Altern und Einbußen an gesundheitlicher Lebensqualität müßte es nicht immer kommen, wenn man die beschriebenen Gesundheitsregeln und ein regelmäßiges Entschlacken beachten würde, wie es ja schon seit Jahrtausenden die Religionsstifter alljährlich ihren Gläubigen geboten haben.

Während der *Mayr*-Kur können vorübergehend Verschiebungen und Veränderungen der Monatsblutungen auftreten, die eventuell stärker werden, länger andauern, Mißfärbungen samt Verklumpungen aufweisen und ungewöhnlich intensiv riechen. Offensichtlich findet eine Reinigung des Genitales statt und eine Entgiftung des Blutes über das „Reinigungsventil" der Periodenblutung. Generell kann man beobachten:

- Die Monatsblutungen nach der Kur verlaufen kürzer, geregelter und diskreter.
- Weißer Ausfluß (Fluor albus), auch wenn er bisherigen Therapien getrotzt hat, pflegt zu verschwinden (Unterstützungstherapie: Reibesitzbäder nach *Kuhne*).
- Gelblich rahmiger Ausfluß, der verschiedenste Ursachen haben kann (Infektionen, Pilze usw.), spricht auf frauenärztliche Behandlung nun besser an.
- Zysten und andere gutartige Tumore können sich u. U. verkleinern (Unterstützungstherapie: Reibesitzbäder nach *Kuhne*).
- Chronische Unterleibsentzündungen können sich völlig zurückbilden, die Anfälligkeit zu Eierstock- und Eileiterentzündungen schwindet (Unterstützungstherapie: Reibesitzbäder nach *Kuhne*).

Empfängnisbereitschaft und Sterilität der Frau

Da die Reinigungskur die Fruchtbarkeit der Frau erhöht, was als gynäkologisches Gesundungszeichen aufzufassen ist, sollten Patientinnen im empfängnisfähigen Alter darauf aufmerksam gemacht werden. Dies gilt vor allem für Frauen, die im Laufe der Kur sichtlich „aufblühen" und weiterhin auffallend an weiblicher Attraktivität, Ausstrahlung usw. gewinnen.

Fall: Lehrerin, 48, führt wegen Migräne eine ambulante *Mayr*-Kur durch. In der 4. Woche geht es ihr blendend, sie sieht unvergleichbar attraktiver aus. Der Verfasser macht sie auf erhöhte Empfängnisbereitschaft aufmerksam. Sie meint aber, seit ihrer Entbindung vor 28 Jahren wäre sie trotz weiteren Kinderwunsches steril geblieben, ohne je Verhütungsmaßnahmen getroffen zu haben. Ihr Intimleben fände außerdem selten statt, so daß sie in dieser Hinsicht keine Sorgen habe. Zwei Monate später berichtet sie bei der Kontrolluntersuchung, daß keine Migräne mehr aufgetreten sei, daß sie sich aber wegen eines Gebärmuttertumores operieren lassen müsse. Der Verfasser empfahl dringend, einen zweiten Gynäkologen aufzusuchen. Mit Recht. Der „Tumor" war eine Schwangerschaft. Die darüber auch wegen ihres Alters entsetzte Dame brachte 7 Monate später eine gesunde Tochter zur Welt, ein sogenanntes „*Mayr*-Kind", das sie später als das größte Glück ihres Lebens bezeichnete.

Fall: Angestellte, 32, seit 7 Jahren vergeblicher Kinderwunsch. Bisherige gynäkologische Therapien erfolglos. Nach einer dreiwöchigen *Mayr*-Kur und einer vierwöchigen Nachkur ruft sie den Verfasser telefonisch an, wobei sie in ihrer Aufregung so laut in das Telefon ruft, daß die danebenstehende Arztgattin jedes Wort versteht: „Herr Doktor, ich bekomme ein Kind, und das verdanke ich *allein* ihnen!" Die Gattin erstarrte zunächst, bis sich alles in Heiterkeit auflöste.

Natürlich gibt es auch zahlreiche Fälle von Sterilität, bei denen die *Mayr*-Kur nicht helfen kann. Würden aber nur jene Eltern, die „*Mayr*-Kinder" bekamen, dem Beispiel einer dankbaren Mutter folgend ihren Sohn *Franz Xaver* genannt haben, so würden heute schon sehr viele diesen Namen tragen.

Mayr-Kur und Schwangerschaft

Es ist wohl selbstverständlich, daß der Gesundheitszustand der Vorfahren weitgehend den Gesundheitszustand der Nachkommen bestimmt. Die Erbqualität der Eltern und der Zustand der Mutter in den 270 Tagen der Schwangerschaft entscheiden maßgeblich über

- Größe und Geburtsgewicht des Neugeborenen
- Weitervererbung von gesundheitlichen Vorzügen und Schwächen
- Anlagen und Krankheitsdispositionen für das spätere Leben

So kommt dem Gesundheitszustand künftiger Eltern vor der Kindeszeugung und der Lebensweise der Mutter während der Gravidität entscheidende Bedeutung zu. Daher kann man jungen Ehepaaren nur den Rat geben, vor geplanter und verantwortungsbewußter Zeugung eines Kindes alles Sinnvolle zu unternehmen, um eine möglichst gute gesundheitliche Verfassung zu erzielen. Schon 1949 hat *F. X. Mayr* geschrieben, daß „Menschen um so erfolgreicher quantitativ und qualitativ Kinder zeugen können und daß Frauen um so leichter, beschwerdefreier und sicherer Kinder zur vollen Reife austragen und gebären können, je vollkommener ihre Gesundheit ist" [[5]].

Heute wissen wir schon wesentliches über die möglichen *Schädigungen des Embryos* durch Nikotin- und Alkoholkonsum der Mutter. Das Rauchen einer einzigen Zigarette genügt schon, um die Herztätigkeit des Embryos sofort enorm aufzupeitschen. Zahlreiche chemische Medikamente können Keimschäden bis Mißbildungen verursachen. Röntgenuntersuchungen mit noch zulässigen Strahlendosen steigern die Gefahr für die Ungeborenen, später an Leukämie zu erkranken, auf das Zehnfache. Rauschgifte, auch einige Zeit vor Eintritt der Schwangerschaft zuletzt eingenommen, können zu Fehl- und Totgeburten oder zu schweren Embryonalschädigungen führen.

Da der Embryo allein vom mütterlichen Blut beatmet und ernährt wird, und da er in seinem Gedeihen entscheidend vom Zustand dieses Blutes abhängig ist, kann man bei jeder geplanten und bei jeder eingetretenen Schwangerschaft eine richtig durchgeführte *Mayr*-Kur gar nicht nachdrücklich genug empfehlen. Sie wird sich für Mutter und Kind nur vorteilhaft auswirken.

Der Kurbeginn kann zu jeder Zeit der Schwangerschaft stattfinden, auch noch knapp vor der Entbindung. Es sollte aber der frühest mögliche Zeitpunkt gewählt werden. Die Kur hilft bei den häufig einsetzenden abnormen Appetit- bzw. Freßphasen der Schwangeren, die zu unerwünschten starken Gewichtszunahmen mit etlichen Komplikationen führen können. Auch bei zahlreichen anderen Schwangerschaftsproblemen, bei allergischen Erscheinungen und Intoxikationsbildern, sogar bei Beginn der gefürchteten Schwangerschaftskomplikation Eklampsie ist die Kur zu empfehlen.

Fall: Hausfrau, 29, bekommt im 8. Schwangerschaftsmonat plötzlich sehr hohen Blutdruck, heftige Kopfschmerzen, Augenflimmern, Doppeltsehen und Brechreiz. Im Harn findet sich reichlich Eiweiß. Diagnose: Prä-Eklampsie, sofortige Klinikeinweisung empfohlen. Statt dessen führt die Patientin eine *Mayr*-Kur mit Milchdiät durch, kombiniert mit Reibebädern nach *Kuhne*. Nach 1 Kurwoche sind die Beschwerden verschwunden, der Blutdruck gesenkt, nach 3 Wochen zeigt sich ein normaler Urinbefund. Termingemäß findet eine komplikationslose Entbindung von einem gesunden Mädchen statt.

Findet schon in den ersten Monaten der Schwangerschaft eine ausreichende Entgiftungskur statt, dann kommt es äußerst selten zu Komplikationen. Kaum glaubhaft, aber für den erfahrenen *Mayr*-Arzt wohl vertraut, sind kosmetische Auswirkungen. Bei konsequenter Kurdurchführung in den ersten Monaten der Schwangerschaft entstehen keine oder fast keine Schwangerschaftsnarben. Die bekanntlich bei vielen Schwangeren auftretenden Dehnungszerreissungen der Bauchhaut, oft der ganzen Bauchdecke und der Brüste, treten nicht auf. Auch die Körperhaltung der Graviden wird weniger verändert und die Schwangerschaft von der Umwelt wesentlich später wahrgenommen. Über

Gallenbeschwerden, Venenstauungen, Varizenbildungen, Ödeme, Hämorrhoiden, Herz-, Kreuz- und viele andere Beschwerden wird von Schwangeren nach einer *Mayr*-Kur nicht oder in erheblich verringertem Ausmaß berichtet.

Während der Stillzeit ist die Kur nicht erlaubt. Jedoch kann bei Milchstauung und Entzündung der Brüste der Wöchnerin und zur Abstillung die Bittersalzlösung durch einige Tage gegeben werden. Sie wirkt entstauend, sekretionsmindernd, entzündungshemmend und nimmt die Beschwerden.

Bei jeder Schwangerschaft und bei allen ihren Störungen haben sich die *kalten* Reibesitzbäder nach *Kuhne* bewährt. *Mayr-Kur und Kuhne-Bäder sind große Hilfen für komplikationslosen Ablauf von Schwangerschaft und Entbindung sowie für die Herstellung der günstigsten Bedingungen für das Ungeborene.*

Die Kur jeder Schwangeren muß vom *Mayr*-Arzt individuell dosiert werden. Wegen der erhöhten Geschmacksempfindlichkeit kann man der salinischen Lösung Zitronensaft zufügen oder das besser schmeckende *F. X.*-Passagesalz verwenden. Auch muß den echten Bedürfnissen der Schwangeren nach bestimmten Aufbaustoffen entsprochen werden. Außer den ohnehin besonders zu empfehlenden Milchprodukten, die kalkreich sind, sollen auch etwas Kalk in biologischer Form (Apotheke) sowie Mineralstoffe und Vitamine zugeführt werden. Bewährt haben sich verschiedene ärztlich verordnete homöopathische Einzelmittel oder Mischpräparate.* Bei der sogenannten *eugenischen Kur* nimmt die Schwangere etwa alle 6 Wochen eine einzige Gabe eines homöopathischen Mittels gegen mögliche, die Konstitution des Kindes schwächende Erbbelastungen ein. Zur Durchführung genügt ein einmaliger Besuch bei einem homöopathisch ausgebildeten Arzt.

---

* Z. B. Bikomplex 22 (Jso-Werk Regensburg), der Calcium fluor., Calcium phos., Ferrum phos., Kalium phos., Magnesium phos. und Silicea in homöopathischer Verreibung enthält. Ergänzend von derselben Firma Gewebemittel 1 (Caulophyllum cp.) D 6.

Für die Dauerkost der Schwangeren gilt alles, was im Kapitel „Neuorientierung der Ernährungsweise" beschrieben wurde. Besonders ungünstig sind Rauchen, Alkohol, Bohnenkaffee, sowie Zucker und Süßigkeiten als Mineralräuber. Früher sagte man, jedes Kind kostet der Mutter einen Zahn (Kalkabbau). Heute fällt dem homöopathisch geschulten Arzt auf, daß zunehmend mehr Neugeborene konstitutionelle Kalkmängel aufweisen. Dem kann man durch genügend Kalkzufuhr während der Schwangerschaft vorbeugen und sie allenfalls durch homöopathische Behandlung des Kindes beheben.

Kinder, die von Müttern entbunden werden, die sich an die Richtlinien *F. X. Mayr*s gehalten haben, sind nicht besonders groß, nicht aufgeschwemmt und nicht pastös. Sie entwickeln sich hervorragend und zeigen fast ausnahmslos eine besonders gute Gesundheit („*Mayr*-Kinder").

Mit der Muttermilch erhält der Säugling Abwehrstoffe gegen Infektionskrankheiten. Der Schutz kann ein bis mehrere Jahre reichen. Ungestillte Kinder müssen Abwehrstoffe (Antigene) erst durch Kontakt mit Krankheitserregern aufbauen. Stillen läßt sich durch nichts ersetzen. In der Stillzeit ist Einnahme von Mineralstoffen zu empfehlen.

Mayr-Kur und Operation

„Zuerst das Wort –
dann die Diät –
dann die Arznei –
und zuletzt das Messer."
Uralte Therapieregel

Mit Hilfe der *Mayr*-Kur hat sich schon eine große Zahl von bereits vorgesehenen Operationen verhindern lassen. Der Bogen spannt sich von Magenoperationen wegen Magen-, Zwölffingerdarmgeschwüren, Gallenblasen-, Blinddarmoperationen, Darmoperationen wegen Divertikel (häufig!), Hämorrhoiden bis zu Gebärmutter- und Bandscheibenoperationen.

Das gelingt natürlich nicht immer, vor allem nicht, wenn der Erkrankungsprozeß schon zu weit fortgeschritten ist. Dann aber ergibt sich eine weitere bewährte und sehr dankbare Kuranzeige:

Die Operationsvorbereitung

Möglichst knapp vor der nicht zu verhindernden Operation führt man eine *Mayr*-Kur durch. Damit macht man das Blut nachweisbar dünner, senkt den oft zu hohen Hämatokritwert und normalisiert andere, etwa vorhandene Risikofaktoren. So beseitigt man weitestgehend das gefürchtete Operationsrisiko der Bildung von Blutgerinnseln (Thrombosen) und deren Verschleppung in Hirn, Lungen usw. (Embolie); man verhindert damit auch die Gefahr möglicher Komplikationen und verbessert die Heilungstendenz im nachoperativen Verlauf derart deutlich, daß sich die Chirurgen immer wieder über die ungewöhnlich rasche Wiederherstellung der Patienten wundern. *Mayr*-Kur-Patienten sind immer die ersten unter den etwa zur gleichen Zeit Operierten, die wieder aufstehen können, die sich schon relativ bald nach der Operation wieder wohl fühlen und aus der Klinik entlassen werden. Bei den zahlreichen, vom Verfasser seit 40 Jahren beobachteten Patienten, die als Operationsvorbereitung eine *Mayr*-Kur durchgeführt haben, zeigte sich ausnahmslos der oben beschriebene rasche komplikationslose Heilungsverlauf, die rasche Wundheilung und vorzeitige Klinikentlassung.

Fall: Rentner, 70, kommt wegen Bauchbeschwerden zur *Mayr*-Kur. Bei der Untersuchung ist ein Dickdarmtumor zu tasten. Das daraufhin veranlaßte Röntgenbild zeigt Darmkrebs von etwa 10 cm Länge. Der Patient führt daraufhin durch 12 Tage eine Entschlackung mit Milchdiät durch und wird direkt anschließend operiert. Die Operation und der anschließende Heilprozeß verlaufen außerordentlich zufriedenstellend. Der Mann ist seither beschwerdefrei. Er wiederholt gelegentlich, mehr aus Vorbeugungsgründen, die *Mayr*-Kur und erfreut sich derzeit im 80. Lebensjahr einer altersgemäß durchaus zufriedenstellenden Gesundheit.

Fall: Diplomat, 54, kommt mit einem ausgeprägten Hüftgelenksleiden wiederholt zur *Mayr*-Kur und kann damit jedes Mal seine Gehfähigkeit so verbessern, daß die ursprünglich vorgesehene Hüftoperation bis zu seinem 64. Lebensjahr verschoben werden kann. Danach läßt er sich im Anschluß an die *Mayr*-Kur operieren, wobei er einen hervorragend guten Heilungsverlauf aufweist und sich guter Beweglichkeit erfreut.

Praktische Hinweise

1. Wer sich entschlossen findet, die natürlichen Ratschläge Dr. *Mayrs* in seine Lebensweise einzubauen, möge sich besonders mit folgenden Kapiteln befassen: „Eßkultur nach *Mayr*“ (S. 57 und 71), „Weitere Schonmöglichkeiten“ (S. 58), „Das rechte Maß“ (S. 71), „Geregelter Eßrhythmus“ (S. 72), „Umkehrwirkung der Basenspender (S. 87) und „Gesundheitspflege durch Trinken“ (S. 102).

Als weiterführende Literatur dienen die in den letzten Seiten des Buches dargestellten Schriften: „Blut- und Säftereinigung“, „Milde Ableitungsdiät“, sowie „Natur-Heilbehandlung der Erkältungs- und Infektionskrankheiten“. Für den seelisch-geistigen Aufbau, der ebenfalls von vielen benötigt wird, hat sich „Autosuggestion und Heilung“ besonders bewährt.

2. Den besten Einstieg und die weitaus intensive Hilfe nach *F. X. Mayr* bietet die regelrechte konsequente Durchführung einer *Mayr*-Kur. Wer diese ambulant oder auch stationär durchführen will, kann die Anschriften von diesbezüglich voll ausgebildeten Ärzten und *Mayr*-Kur-Sanatorien erhalten von: Gesellschaft der *Mayr*-Ärzte, Postfach 102840, D-6900 Heidelberg, gegen Übersendung eines freigemachten Rückumschlags.
   Als Begleitschrift bei der Durchführung der *Mayr*-Kur dient „Die Darmreinigung nach *F. X. Mayr*“. (Darin wird auf die Details der Kurdurchführung eingegangen.)

3. Ausbildungskurse in Diagnostik und Therapie nach *F. X. Mayr* finden 4 x jährlich für Ärzte statt, die sich gleichzeitig einer *Mayr*-Kur unterziehen. Alle diesbezüglichen Anfragen von Ärzten sind an den Verfasser zu richten.

Anschrift des Verfassers:
Medizinalrat Dr. Erich Rauch,
Gesundheitszentrum am Wörthersee,
A-9082 Maria Wörth-Dellach

Nachwort

Da Ernährungs- und Lebensweise unseren Gesundheitszustand maßgeblich bestimmen, liegt die Entscheidung über Krank- oder Gesundwerden weitgehend bei uns selbst. Gute Arzneien und andere Therapien können sicher da oder dort unterstützend wirken, sie *können aber nie unsere eigenen Bemühungen um unsere Gesundheit ersetzen*. Daß diese Bemühungen im Rahmen einer *Mayr*-Kur von einem diesbezüglich speziell ausgebildeten Arzt gelenkt und unterstützt werden sollen, ist in Anbetracht der tiefeingreifenden heilsamen Wirkung dieser Kur unerläßlich und wohl leicht verständlich. Weniger verständlich ist es, daß auch heute noch die Mehrzahl der Krankenversicherungen eine Beihilfe oder Kostenerstattung bei solchen naturgemäßen Heilverfahren ablehnt. Man beruft sich dabei auf eine „Wissenschaftlichkeitsklausel", nach der keine Leistungspflicht besteht, wenn die Behandlungsmethode nicht eine *„allgemeine wissenschaftliche Anerkennung"* gefunden habe.

Dies wirft nun die Frage auf, **wer, welche Institutionen oder welche Interessengemeinschaften** verleihen das Prädikat einer „allgemeinen wissenschaftlichen Anerkennung?" Sind damit die Kliniken gemeint, die bei einem vorwiegend schwerkranken Patientengut in völlig anderer Richtung forschen und therapieren, und die zumeist sehr wenig Interesse für Lebensstil- und Ernährungsfragen aufbringen, worüber sich ja jeder anhand der Beschaffenheit der üblichen Klinikkost ein überzeugendes Bild machen kann. Oder hätten da Gesundheitsbehörden oder gar verschiedenste Interessenvertretungen mitzureden? Daß Apparatehersteller nur eine Apparatemedizin fördern, und die Pharmaindustrie nur eine Pharmamedizin, erscheint wohl logisch. Wer aber soll etwas für eine ganz einfache Fasten-Diät-Heilmethode tun, bei der keine chromblitzenden Apparate, keine kostspieligen Instrumente, keine Nierensteinzertrümmerer oder Kobaltbomben, ja nicht einmal chemische Pharmaka angewendet werden? Ja, im Gegenteil, bei der man bestrebt ist, den Patienten von Medikamenten-(Über)-konsum möglichst frei und unabhängig zu machen, und bei der „nur" der Arzt mit **Wort, Diät** und eigener **Hand** auf den Patienten einwirkt?

Hier sei nur eines festgestellt: *Der wahre Wert einer Heilmethode liegt nicht in der Anerkennung durch irgendwelche Institutionen, sondern einzig und allein in ihrer Fähigkeit, kranke Menschen gesund zu machen oder Gesunde gesund zu erhalten.*

Daß die *Mayr*-Methode diese Fähigkeit besitzt, haben längst Hunderttausende dankbarer *Mayr*-Patienten aus allen Erdteilen der Welt am eigenen Leib (und Seele!) erfahren.

F. X. Mayr, seine Schüler und alle jene, die dank eigener Mitarbeit die Regeneration nach *Mayr* an sich erlebt haben, wissen um den mühsamen und langwierigen Entwicklungsgang der Anerkennung einer so einfachen und genialen, und durch niemanden, auch durch keine Institutionen geförderte Heilmethode. Schon *Jensen* schrieb:

> Wer allen etwas vorgedacht
> Wird jahrelang erst ausgelacht.
> Begreift man die Entdeckung endlich
> So nennt sie jeder selbstverständlich!

Heute sind wir noch nicht im Stadium der Selbstverständlichkeit. Aber es wird kommen, spätestens zu einer Zeit, in der man nicht wenige der heute hochgelobten und von den Versicherungsträgern voll unterstützten Behandlungsmethoden als Irrtum oder Fehlentwicklung bezeichnen wird.

Fasten, Diät und sinnvolle Mitarbeit an der eigenen Gesundheit, wie sie *F. X. Mayr* lehrt, sind überzeitlich wirksame Heilverfahren, die unabhängig von offiziellen Anerkennungen Wesentliches für die Volksgesundheit und für jeden Einzelnen leisten, der bereit ist, für sich selbst daraus heilsame Konsequenzen zu ziehen. Daß dies möglichst Vielen glückhaft gelingen möge, das wünscht der Verfasser allen Lesern dieses Buches!

Literatur

[1] *Schipperges, H.*: Wege zu neuer Heilkunst. Karl F. Haug Verlag, Heidelberg 1978.

[2] *Mayr, F. X.:* Fundamente zur Diagnostik der Verdauungskrankheiten, Turmverlag, Bietigheim.

[3] *–:* Darmträgheit. Neues Leben. Alberschwende.

[4] *–:* Schönheit und Verdauung. Neues Leben. Alberschwende.

[5] *–:* Die verhängnisvollste Frage. Wann ist unser Verdauungsapparat in Ordnung. Neues Leben. Alberschwende.

[6] *Rauch, E.:* Diagnostik nach *Mayr.* 7. Aufl., Karl F. Haug Verlag, Heidelberg 1990.

[7] *–:* Blut- und Säftereinigung. 18. Aufl., Karl F. Haug Verlag, Heidelberg 1988.

[8] *Nakamura, T.:* Das große Buch vom richtigen Atmen. Scherz, Wien.

[9] *Pirlet, K.:* Der Katarrh aus pathophysiologischer und therapeutischer Sicht. Erfahrungsheilkunde 37, 4 (1988) 195–201.

[10] *Krutoff, L.:* Nie zu alt um jung zu sein. Econ, Düsseldorf.

[11] *Pirlet, K.:* Klinische und naturheilkundliche Diätetik. Heilkunst 101 (1988) 199.

[12] *Rohllfs, Rodrian, Pirlet:* Intestinale Autointoxikation und Cancerogenese. Münch. med. Wschr. 118 (1976) 41, 1327.

[13] *Weiss, H.:* Kranker Darm – kranker Körper. 2. verb. Aufl., Karl F. Haug Verlag, Heidelberg 1990.

[14] *Pirlet, K.:* Was versteht man unter Stoffwechselschlacken? Erfahrungsheilkunde 39 (1988) 223–225.

[15] *Wendt, L.:* Die Eiweißspeicherkrankheiten. 2. Aufl., Karl F. Haug Verlag, Heidelberg 1987.

[16] *Bunte:* Nr. 41 (1988). Offenburg.

[17] *Rauch, E.:* Die Darmreinigung nach Dr. med. *F. X. Mayr.* 38. verb. Aufl., Karl F. Haug Verlag, Heidelberg 1990. *(Darin befindet sich der Großteil aller Literaturangaben über die Methode Mayr.)*

[18] *Fletcher, H.:* Wie ich mich im Alter von 60 Jahren wieder jung machte. Demme, Leibzig 1930. (vergriffen)

[19] *Rauch, E./Mayr, P.:* Milde Ableitungsdiät. 11. Aufl., Karl F. Haug Verlag, Heidelberg 1990.

[20] *Bo Yin Ra:* Der Sinn des Daseins. Kober, Bern.

[21] *–:* Das Buch vom Glück. Kober, Bern.

[22] *Rauch, E.:* Autosuggestion und Heilung. 5., bearb. Aufl., Karl F. Haug Verlag, Heidelberg 1990.

[23] *–:* Anleitungsheft für Autosuggestion. 5. Aufl., Karl F. Haug Verlag, Heidelberg 1989.

[24] *Coué, E.:* Die Selbstbemeisterung durch bewußte Autosuggestion. Schwabe, Basel – Stuttgart.

[25] *zusammengestellt nach:* Die große Nährwerttabelle. Gräfe und Unzer, München.

[26] *Mayr, P.:* Die leicht bekömmliche biologische Küche. 3., verb. Aufl., Karl F. Haug Verlag, Heidelberg 1988.

[27] *Böhmig, U.:* Experten über Butter und Cholesterin. Gesundheit 11 (1989). Fachverlag Gesundheit, Wien.

[28] *Sander, F.:* Der Säure-Basen-Haushalt des menschlichen Organismus. Hippokrates, Stuttgart.

[29] –: Die Darmflora in Physiologie, Pathologie und Therapie des Menschen. Hippokrates, Stuttgart.
[30] *Oetinger-Papendorf, I.:* Durch Entsäuerung zu seelischer und körperlicher Gesundheit. Selbstverlag, Öhringen – Ohrnberg.
[31] *Oetinger, I.:* Base ist Leben – Säure ist Tod. Naturarzt 10 (1989).
[32] *Jörgensen, H.:* Die Irrtümer über den Säure-Basenhaushalt. Naturarzt 10 (1989).
[33] *Glaesel, K. O.:* Heilung ohne Wunder und Nebenwirkungen. Labor Glaesel, Konstanz.
[34] *Winkler, M.:* Regenerations- und Funktionsverbesserung von Zellen durch ärztlich kontrolliertes Fasten. Biologische Medizin. Aurelia, Baden-Baden.
[35] *Rauch, E./Kruletz, P.:* Heilkräuterkuren. Karl F. Haug Verlag, Heidelberg 1985.
[36] *Derbolowsky, U.:* Richtig atmen hält gesund. Econ, Düsseldorf.
[37] *aus:* Wiener klin. Wschr. 99 (1987) 589–590.
[38] *Zglinicki Fr. v.:* Kallipygos und Aeskulap. Angew. Wissenschaften, Baden-Baden.
[39] *Brauchle, A.:* Naturheilkunde des praktischen Arztes (I u. II). Hippokrates, Stuttgart.
[40] *Rosendorff, A.:* Neue Erkenntnisse in der Naturheilbehandlung. Turmverlag, Bietigheim.
[41] *Rauch, E.:* Natur-Heilbehandlung der Erkältungs- und Infektionskrankheiten. 14. Aufl., Karl F. Haug Verlag, Heidelberg 1988.
[42] *Kern, B.:* Allgemeine Bedeutung des Säure-Basen-Gleichgewichts. Sanum-Therapie-Seminar, 19. 4. 1986.
[43] –: Verhütung von Schlaganfällen durch Entsäuerung. HP-Heilkunde 2/1983, Leonberg.
[44] *Glaesel, K. O.:* Gesundheit biologisch gesteuert. Labor Glaesel, Konstanz.